AF476732

NOUVELLES OBSERVATIONS *THÉORIQUES* ET *PRATIQUES* SUR LA GOUTTE,

Avec le détail des Plantes, &c. qui forment le Reméde ſpécifique calmant la Goutte; dédiées à M. le Marquis DE MARIGNY, *Commandeur des Ordres du Roi, Directeur général de ſes Bâtimens, &c. par M.* CHAVY DE MONGERBET, *Médecin des Bâtimens du Roi. On a joint à la fin de ce Traité celui des Hernies, avec le traitement de ces maladies & de celles des relâchemens de matrice & de fondement.*

Hîc non agitur de verbis, ſed de rebus.

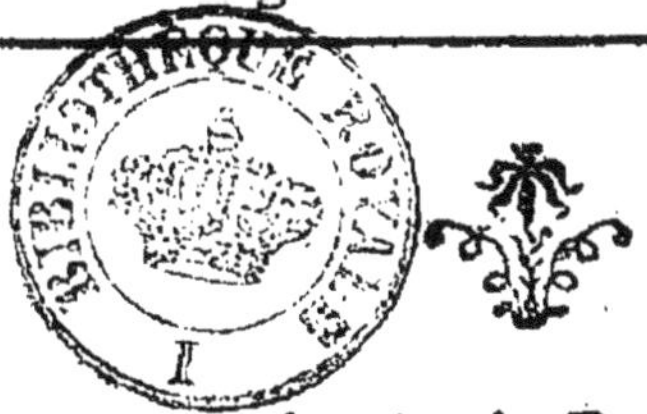

A PARIS,

De l'Imprimerie de MICHEL LAMBERT, rue & à côté de la Comédie Françoiſe.

M. DCC. LXIII.

A

MONSIEUR LE MARQUIS

DE MARIGNY,

Commandeur des Ordres du Roi, Directeur général de ses Bâtimens, &c.

MONSIEUR,

APRÈS m'être assuré par l'expérience de l'utilité d'un secret dont la découverte est le fruit des plus longs travaux; j'ai cru le devoir à la Société, & personne ne m'a paru plus digne d'en recevoir l'hommage que le Protecteur des Talens & des Arts. C'est à ce titre, Monsieur, que j'ose vous adresser un Ouvrage qui a pour objet le bien public. Je sais trop, Monsieur, & je le sais par moi-même, jusqu'où va votre bonté pour ceux qui cherchent à se rendre utiles à leur Patrie; ainsi je ne puis manquer de confiance en vous offrant les Essais d'un Citoyen.

J'ai l'honneur d'être avec un profond respect,

MONSIEUR,

Votre très-humble & très-obéissant serviteur, CHAVY DE MONTGERBET, Médecin des Bâtimens du Roi.

PRÉFACE.

LES obstacles que nous trouvons dans l'exécution de nos projets excitent nos épreuves ou nos observations, & plus nos connoissances deviennent étendues, plus les fondemens de ces connoissances sont solides; ces avantages l'emportent souvent sur la prévoyance des raisonnemens, & conduisent sûrement à la vérité. C'est dans cette vûe que je suis entré dans une carriere pleine de difficultés, que j'ai vû ce qui pouvoit l'applanir, & que j'ai réussi dans mes moyens; je peux même dire relativement à mes succès: *veni, vidi, vici.*

Il est question d'établir ce que

j'avance, & de prouver par ma théorie que je ſuis parvenu à une pratique fondée ſur des combinaiſons, dont la ſource eſt puiſée dans les obſervations de la plus ſimple nature : je prie mon Lecteur de me ſuivre avec attention dans le détail abrégé que je fais de ces mêmes moyens théoriques & pratiques.

En 1756 je formai le projet de ma découverte & ma théorie ſur les auteurs les plus eſtimés ; je m'attachai moins à la différence de leurs raiſonnemens, qu'à celle de leurs remedes, dont les qualités & les effets rapprochés établirent mes combinaiſons. En faiſant l'examen de leurs ordonnances variées, j'obſervai une uniformité de pratique par rapport à chaque Médecin ; l'un fondoit ſes eſpérances ſur de fréquentes ſaignées & des vomitifs & purgatifs plus ou moins actifs ; un autre ſe tournoit du côté des ſudorifiques & des altérans de différent genre ; d'autres ſe confioient à l'uſage des rafraîchiſſans, des bains, des eaux, &c. & enfin l'on employoit des topiques de toute eſpece.

Tant de ſoins rendus inutiles déterminerent la Médecine à ſe borner au régime, à quelques ſaignées, aux doux purgatifs & au lait, ſuivant chaque indication ; & le préjugé étant affermi dès ce moment, l'on regarda avec horreur tous ceux qui propoſoient des remédes pour la Goutte.

Les Charlatans ſe préſentant en foule, ils achevèrent de confirmer ce ſentiment, & le Médecin zélé confondu avec l'Empirique, parut forcé de renoncer aux moyens de traiter particuliérement une maladie ſi cruelle.

C'eſt dans des circonſtances ſi critiques que je commençai mes premieres opérations; une année de lecture ayant réglé mes connoiſſances, je compris que la poſſibilité du ſuccès dépendoit du choix du reméde, & étudiant la nature des Plantes qui me parurent les plus propres à remplir mon objet, j'admirai l'Abeille, qui nous donne la liqueur la plus utile & la plus agréable, & dont la qualité eſt relative à celle des fleurs dont elle ſe nourrit; cette réflexion me parut d'autant plus juſte, qu'elle étoit la plus convenable à l'humeur de la Goutte, qu'il ne faut point effaroucher, & le ſeul moyen que l'on avoit négligé, quoique l'on eût épuiſé la nature par des recherches ſans nombre.

Tout le monde connoît la vérité & la ſimplicité de ma propoſition par les différentes eſpèces de miels que nous fourniſſent les Abeilles, & par celui des Frêlons ou Bourdons, qui ſe nourriſſent de tithymales & autres fleurs amères & cauſtiques ; ce qui rend cette liqueur noirâtre relative à leur nourriture.

Ce premier fruit de mes Obſervations fut ſuivi de la réunion d'un certain nombre de Plantes appropriées, qui tendent à fortifier l'estomac & à procurer une dépuration dans les différens cas de Goutte ; vous en verrez le détail à la fin de cet Ouvrage : j'en viens à l'expérience.

En 1757 je fis la premiere administration de mon reméde à un Goutteux âgé de cinquante ans, totalement perclus, desséché & moribond : dans l'espace d'un mois il reprit son embonpoint, toutes les fonctions se rétablirent ; il commença à marcher aidé de deux bâtons, & fut en état de célébrer la sainte Messe le quarantiéme jour.

Un second âgé de soixante ans, totalement perclus & recourbé par la Goutte, en fit le même usage, & marcha le même mois avec un adouciſſement conſidérable.

Ces deux faits de pratique me firent concevoir les plus grandes eſpérances pour la ſociété, & ma découverte fut annoncée dans quelques Journaux. Je fus conſulté de toutes parts, & acquis peu à peu l'expérience qui m'étoit néceſſaire pour diſtinguer les eſpèces de Goutte, & les traiter méthodiquement par mon reméde.

De nombreux ſuccès ayant confirmé la bonté du ſpécifique, je me rendis à Paris, & en confiai la compoſition à pluſieurs Médecins & Chirurgiens très-diſtingués ; j'ai tenu la même conduite avec ceux de Montpellier, ce qui m'a procuré la confiance d'un grand nombre de Goutteux.

Des moyens ſi honnêtes, aidés de la pratique la plus heureuſe, ne me paroiſſant pas capables de raſſûrer la Société, qui craint ce qu'elle ne connoît pas, & qui révoque en doute ce qu'elle ne voit pas ; je dois lui mettre ſous les yeux ce qui compoſe un reméde ſi eſſentiel, & qu'un air de myſtère rendroit inutile en déshonorant ſon Auteur, qui doit ſe conformer aux ſages loix de la Médecine.

Avant de vous donner cette connoiſſance abrégée, il a fallu me mettre en état de diſtinguer les différences de la Goutte & leur traitement particulier ; formé par cette expérience indiſpenſable, je vous offre le fruit de mes travaux, que l'envie & le préjugé ne pourront plus vous arracher ; & j'ose me flatter que la Médecine, qui chérit ceux de son corps qui se rendent utiles à la Société, honorera mes veilles & mes observations de ses suffrages, & l'Auteur, de son estime & de sa bienveillance.

L'étude continuée de cette maladie, & l'expérience que j'ai acquise, me mettent dans le cas d'instruire le Goutteux de la qualité de l'humeur qui l'affecte, & des cas compliqués qui sont souvent fort obscurs.

Cette connoissance lui est indispensable, parce que la Goutte n'étant pas la même, soit qu'on la regarde simple ou qu'elle soit compliquée, il en faut faire des distinctions exactes par rapport au traitement qu'un seul & même remède ordonné uniformément, rendroit souvent inutile.

Je m'attacherai donc à la consultation, & mon remede se trouvera en tout tems chez mes Correspondans désignés à la fin de cet Ouvrage, afin que ceux qui ne voudront ou ne pourront le composer, y ayent recours.

Si quelqu'un, après avoir analysé mon Ouvrage & mon Remede, s'en déclare le Censeur, qu'il se souvienne que la Société veut des actions & non des paroles; c'est par cette voie qu'il lui plaira, & c'est en faisant mieux que moi qu'il la persuadera. *Hic non agitur de verbis, sed de rebus.*

NOUVELLES OBSERVATIONS SUR LA GOUTTE.

LA Goutte eſt la plus féroce de toutes les maladies, ſoit par l'excès des douleurs qu'elle cauſe, ſoit par rapport à ſes ſuites funeſtes & à ſes révolutions. La Médecine nous a donné dans tous les tems des hommes très-éclairés, qui ne nous ont rien laiſſé à déſirer ſur ſes définitions ; ils les euſſent enrichies de la méthode la plus aſſurée, & de la pratique la plus heureuſe, s'ils en euſſent fait leur unique occupation ; mais ces grands Maîtres de l'Art, conſacrés à toute l'humanité par l'étendue de leurs connoiſſances, ne pouvoient ſacrifier le plus grand nombre aux intérêts de quelques particuliers ; & ſi dans des tems plus reculés, la Goutte ſe fût multipliée comme aujourd'hui, nous poſſéderions ſon ſpécifique calmant depuis un long-tems, & nous aurions conſervé un grand nombre d'Hommes illuſtres que l'on n'a pû ſouſtraire à ſes fureurs. Cette réflexion ayant augmenté le deſir que j'avois de procurer le bien de la Société, je me ſuis attaché à la connoiſſance particulière de cette dangereuſe ennemie ; les Auteurs les plus eſtimés que j'ai pris pour guides de ma théorie, m'ont été fort utiles dans la pratique, par les obſervations que j'ai faites ſur celle qui leur étoit familière. Je n'offre au Public qu'un traitement nouveau, & un remede ſimple dans les effets, établi par l'expérience la plus conſtante & la plus heureuſe. Je dis que la Goutte a fait de grands progrès depuis quelques ſiècles ; ce rafinement des cuiſines, inconnu dans les ſiècles précédens, eſt encore une de ſes cauſes principales, & cette preuve n'eſt que trop vérifiée par ceux qui en font la triſte expérience ; mais que peut produire l'appréhenſion d'un avenir incertain contre les attraits d'une vie délicieuſe ; & la vie frugale & laborieuſe peut-elle ſympatiſer avec les richeſſes ?

Je diviſe la ſociété des hommes en trois claſſes par rapport à la Goutte; dans la premiere, je comprends ceux qui vivent dans la bonne chere, les excès & l'inaction; dans la ſeconde, ſont les perſonnes de cabinet, qui font de grandes diſſipations d'eſprit; & la troiſiéme regarde les gens de la campagne & ceux qui, comme eux, robuſtes, ſobres & prenant beaucoup d'exercice, ne connoiſſent point ce cruel mal.

La nature n'agit pas chez tous les hommes de la même façon & avec la même force; elle ſe produit par trois voies bien connues : la premiere & la plus funeſte ſe termine par la mort; dans la ſeconde, elle ſe débarraſſe par des maladies qui épurent le ſang; & la troiſiéme, imperceptible dans les principes, eſt celle des perſonnes qui paroiſſant en bonne ſanté, portent un principe d'âcreté qu'elles tranſmettent à leurs deſcendans, & qui forment la Goutte, ou quelqu'autre maladie qui devient héréditaire.

Quand la nature ſe débarraſſe par des maladies ou par des flux périodiques, ce qui s'obſerve particuliérement chez les femmes, elle devient la source d'une bonne santé; mais si ces crises heureuses viennent à se supprimer, ou par un régime contraire, ou par des remedes contre-indiqués, &c. il se forme des maladies plus ou moins graves, & nous voyons un nombre de femmes goutteuses, qui ne le deviennent que dans le tems où ce flux salutaire commence à s'intercepter ou à se déranger.

La Goutte s'annonce par des symptômes très-variés, soit dans le siége des parties, soit dans l'excès des douleurs, & par la différence de ses effets. Si la Goutte n'avoit qu'un seul principe, elle seroit plus uniforme; mais les vices du sang dont elle dépend sont fort multipliés : ce que je dis ici, je l'établis par l'expérience, qui n'excite ma sensibilité que par rapport aux intérêts de la société, trop facile à se prévenir & à juger d'un remede sur la premiere apparence, sans examiner les causes contraires : le mien, dont j'avois confié la composition la plus exacte à plusieurs Médecins très-distingués, soit à Paris & à Montpellier, de même que ses progrès, devoit être à l'abri du préjugé; mais que peuvent quelques sufſrages particuliers, ſi cette ſociété incrédule n'eſt inſtruite, & quel ſervice lui rendrois-je, ſi je me réſervois plus long-tems un ſecret qui paroît n'être étayé que par l'éloge que j'en fais, & qui auroit toujours des contradicteurs, dont les conſeils haſardés ruineroient la plus ſolide eſpérance des Goutteux ?

Le corps humain eſt composé de différentes humeurs, qui ſont ſéparées du ſang, & ſont dans un mouvement continuel ; ce mouvement qui produit, qui fait croître & qui nourrit les corps, de quelque genre qu'ils ſoient, les détruit en même-tems inſenſiblement.

Il y a dans les humeurs du doux, de l'amer, du ſalé, de l'acide & de l'âcre ; tant que ces choſes, qui ſont de qualités différentes, ne ſont point à part, en dépôt, & qu'elles ſont proportionnées entr'elles & dans un mouvement naturel, elles font la ſanté ; ſi au contraire elles dominent ſenſiblement les unes ſur les autres, qu'elles reſtent en repos, ou qu'elles ſoient dans un trop grand mouvement, elles produiſent la maladie, & l'eſpece de la maladie eſt différente ſelon la différente nature de ce qui domine.

Ces choses différentes étant à la portée les unes des autres dans les vaisseaux, agissent les unes sur les autres, & ce mouvement fait la chaleur naturelle, à laquelle contribuent le mouvement & le frottement des parties qui les contiennent; lorsque ces mouvemens sont trop forts, la chaleur n'est plus naturelle, c'est une chaleur de fievre qui produit des âcres de différente espece, & qui peuvent prendre le caractère de la causticité la plus violente.

Les alkalis volatils dissolvent les chairs, les nerfs & les cartilages; les acides animaux dissolvent les os; ce que l'on peut éprouver dans le petit lait, y mettant tremper un os.

Les différentes salures naturelles des liqueurs se temperent mutuellement dans l'homme sain, sans se détruire les unes & les autres, comme l'acide & l'alkali qui sont dans certaines eaux minérales, &c.

Un âcre contre nature se trouve souvent confondu dans les humeurs, & ne produit point de mal sensible tant qu'il n'y est point en assez grande quantité, ou qu'il y est plus foible que ne le sont les liqueurs qui n'ont qu'une salure naturelle ; on a vû ſouvent des perſonnes qui portant un levain de vérole, paroiſſoient ſe bien porter, tant que le virus n'avoit pas fait aſſez de progrès pour ſe rendre ſenſible ; il y a des Goutteux qui ſe portent très-bien dans les intervalles des accès de Goutte, quoiqu'ils ayent dans eux l'humeur âcre de la Goutte ; c'eſt pourquoi il faut avoir égard à la cauſe de la Goutte dans toutes les autres maladies de ces perſonnes.

Des charbons de peſte ont ſorti tout-à-coup des perſonnes qui paroiſſoient être en bonne ſanté, & lorſque ces charbons peſtilentiels ſortent de quelque partie intérieure du corps, ceux à qui ce malheur arrive meurent ſans garder le lit, & quelquefois même ils tombent morts dans les rues ; ce qui prouve qu'on peut porter dans ſoi pendant quelque tems un levain de maladie, & d'une maladie très-dangereuſe, ſans s'en appercevoir ; c'eſt ce que ne veulent point comprendre ceux qui ayant la vérole, ſe ſont bien portés depuis qu'ils l'avoient gagnée. Ce qui prouve évidemment l'action des levains dans le ſang, c'eſt que le pus de la petite vérole ayant été introduit dans les vaiſſeaux d'une perſonne, il agit de façon qu'au bout d'un certain tems il produit des puſtules de la même nature que celles d'où on l'a tiré.

La Goutte eſt une maladie qui attaque en premier lieu les articulations; on la nomme Podagre, parce que les pieds ont coutume d'être les premiers attaqués, & particulièrement l'orteil ou gros doigt du pied, & le calcaneum ou talon.

La Goutte a différentes dénominations; aux pieds elle ſe nomme podagre; aux mains, chiragre; aux coudes, onagre; aux dents, dentagre; à la hanche, ſciatique; aux vertèbres, aux côtes, à l'omoplate & aux clavicules, elle ſe dit courbature, &c.

Il eſt à propos que je diſe ici deux mots du Rhumatiſme, par rapport aux anciens, qui ne faiſoient aucune différence de la Goutte & du Rhumatiſme; mais dans les derniers ſiècles Baillou, Cheſneau, Riviére & Charles Piſon, en ont fait deux maladies; ils ont nommé Goutte arthritique, qui ſignifie maladie d'articulations, & ont caractériſé toute douleur générale & particuliere, qui attaque toute l'étendue du corps, de Rhumatiſme.

La différence de ces deux maladies est bien claire ; la Goutte attaque sans ménagement toutes les articulations des os ; le Rhumatisme, au contraire, attaque toutes les parties charnues, aponévrotiques, même les nerveuses, & peu de personnes sont exemptes de cette maladie : revenons à la Goutte.

Arétée & Musgrave disent que quand on se serreroit les pieds avec les plus grosses cordes, quand on les mettroit dans un étau bien serré, qu'on les frapperoit avec des barres de fer ardentes, toutes ces douleurs ne seroient pas si vives.

Si dans les commencemens de cette maladie, après les premiers tourmens, il survient une transpiration un peu longue, le malade est soulagé ; mais s'il vient ensuite un frisson, les douleurs augmentent, se fixent & durent des mois entiers ; le malade se trouve cloué dans son lit ou dans un fauteuil, & souvent les os perdent l'action du mouvement des articulations par des ankiloses.

Les extrémités sont composées de parties tendineuses, d'aponévroses, de nerfs, &c. les vaisseaux y sont très-fins.

parce que leur diamètre décline toujours en descendant; autour des os des jointures sont des glandes sinoviales, dites mucilagineuses; au moyen de ce mucilage, qui facilite le mouvement, ces parties sont toujours humectées, & il ne s'y forme point d'ankiloses, & dès que ce suc s'épaissit ou n'est plus fourni, il arrive le contraire; ajoutez à cela les ligamens attaqués & sans fonctions, d'où dépend la perte du mouvement des pieds ou autres parties maltraitées de l'humeur goutteuse, qui va du pied au genou, à l'articulation de la hanche; elle se porte au coccix, à l'os sacrum, elle va de vertèbres en vertèbres jusqu'au col, parcourt les côtes, les mains, les coudes, l'articulation de l'omoplate, & la clavicule.

Il se forme ordinairement des espèces de tumeurs aux environs des articulations* des coudes, des genoux & des doigts des pieds & des mains, dont la grosseur varie; la matière ressemble à de la craie ou plâtre, & quelquefois se dissipe par écailles.

* on a jamais vû la goutte plâtreuse qui s'est fixée aux articulations se porter ailleurs

Quand la Goutte a parcouru les articles, elle ne se jette que trop fréquemment sur les viscères, ce qui met les

L'humeur Gouteuse peut bien se porter aux differentes parties du Corps surtout aux viceres avec des Douleurs tres vives qui sont pour l'Ordinaire suivies de la Mort l'observation le prouve: mais elles ne joüent jamais un si grand Rolle que le prétend l'auteur de l'observation nous aprend que la poitrine et la tête sont les deux theatres par où fini malades à deux doigts de leur perte, & leur cauſe ſouvent la mort la plus cruelle. Voyons par ordre & en abrégé quelle route elle tient.

Quand elle ſe porte à la tête, elle cauſe l'apoplexie, & de-là la paralyſie, éblouiſſemens, vertige, & des douleurs très-vives ; quand elle parcourt les yeux, les dents, les mâchoires, la langue, &c. elle y cauſe les ſenſations les plus douloureuſes, prive de la vûe, fait tomber les dents, & cauſe les accidens les plus violens.

Si l'humeur de la Goutte ſe fixe à la gorge, elle imite l'eſquinancie ; la trachée-artère ſe reſſerre par l'interruption de l'air, l'œſophage ſe fronce ou s'affaiſſe au point qu'il ne permet aucun paſſage aux alimens, & elle affecte le pharinx, le larinx, la langue, & toutes les parties dépendantes de la gorge.

Quand la Goutte remonte & ſe fixe à la poitrine, elle y caractériſe des ſymptômes ſemblables à ceux de la pleuréſie & des fluxions de poitrine, les parties extérieures de la poitrine en ſont auſſi altérées ; telles ſont les parties tendineuſes & les ligamens des articulations de toutes les côtes.

Si la maladie dure long-tems, l'humeur ſe candit dans les bronches, & après une toux vive il ſe fait une expectoration de crachats, qui reſſemblent à du plâtre encore liquide ; elle y produit auſſi quelquefois le crachement de ſang, qui conduit le malade au tombeau.

Les perſonnes âgées, dont les pores ſont reſſerrés & la peau deſſéchée, ſont expoſées à des aſthmes ou à des hydropiſies de poitrine, parce que la tranſpiration ſe trouvant gênée, la matière qui la formoit ſe jette ſur les poulmons, qui font l'office d'une éponge ; ils retiennent cet excrément, & la capacité en eſt ſurchargée, & quelquefois cette humidité ſe filtre au travers, cauſe l'hydropiſie de poitrine ; & le malade ſe croyant un peu ſoulagé, meurt ſubitement.

Si la Goutte ſe porte à l'eſtomac, elle y fait de grands ravages, par les douleurs aigues, les vomiſſemens, les mouvemens convulſifs & les ſueurs froides qui en ſont la ſuite ; ſi elle s'y fixe long-tems, l'humeur s'y candit & dégénère en pierres dures & compactes, & le malade périt ; elle produit

d'auſſi

d'aussi terribles effets dans le canal intestinal.

Dès que l'humeur de la Goutte reflue dans le foye, elle y produit des maladies de différens caractères, telles que la jaunisse, obstruction, skirre & hydropisie, par les obstacles qu'elle porte aux vaisseaux & aux glandes, & son séjour y produit quelquefois des pierres; alors il n'est pas possible de soulager le malade.

La rate est sujette au transport de l'humeur goutteuse; ce viscère s'engorge & s'endurcit, & si le malade est un peu soulagé, il devient triste & mélancolique.

Les reins ne sont pas exempts des terribles effets de la Goutte, qui, dès qu'elle s'y candit, dégénère en sable, + & ensuite en calus, & y produit les tourmens les plus affreux; ces pierres, portées par les artères dans la vessie, y causent des déchiremens: les urines sont sanglantes & purulentes, & le malade souffre le martyre; enfin, la Goutte n'épargne aucun viscère, & parcourt toutes les parties du corps, où elle produit les caractères de toutes sortes de maladies.

+ Cette Idée de la formation de la pierre est peu Conforme a l'Experience 1° parceque lorsque la goutte est dans Nature [illegible] elle attaque plutot les articulation c'est a dire l'humeur sinovialle 2° parceque les Enfans sont beaucoup plus sujets a la pierre que les adultes et qu'ils ne sont pas point sujets a la goutte

Après avoir expliqué les différentes façons dont la Goutte se manifeste, il est à propos d'établir un ordre, & de distinguer celle qui est régulière ou irrégulière.

La Goutte régulière a coutume de se déclarer en Janvier ou Février, & à l'entrée de l'Automne, sans autre avant-coureur que de mauvaises digestions qui ont précédé; le corps s'appesantit, & il survient, quelques jours avant l'accès, un engourdissement à la cuisse, l'appétit est quelquefois plus vorace; la veille de l'accès on se couche & on s'endort en santé; mais le malade est réveillé par une douleur qui se fait ressentir ordinairement au pouce du pied, & quelquefois au talon & au gras de jambe, & qui ressemble à celle de la dislocation de ces os. Il y a le ressentiment comme d'une eau froide qui seroit répandue sur les membranes, le frisson vient & une petite fièvre; la douleur, légère dans le commencement, augmente d'heure en heure, & l'humeur s'applique aux os du tarse & du métatarse, dont elle suit les ligamens : c'est tantôt une tension violente, ou un déchirement de ces ligamens; tantôt c'est comme la morsure d'un chien qui la ronge, & quelquefois un ſentiment de compreſſion & de reſſerrement; la partie acquiert un ſentiment ſi vif & ſi exquis, qu'elle ne peut ſupporter le poid des couvertures. Dès que la matière morbifique eſt un peu digérée ou diſſipée par la tranſpiration, tous ces ſymptômes diminuent, & le malade commence à reſpirer; la partie malade reſte enflée, au lieu qu'auparavant il n'y avoit que les veines répandues ſur la partie affligée, très-enflées.

Première preuve de la bonté de mon Spécifique qui agit par la tranſpiration, voye que la nature indique. Le jour ſuivant, ou deux ou trois jours après, à meſure que l'humeur de la Goutte eſt plus ou moins abondante, la douleur ſe réveille au même pied, augmente conſidérablement le ſoir, de même que vers le point du jour, quitte, reprend ſa force, & paſſe à l'autre, qui eſt attaqué de la même façon que le premier.

Quelquefois l'humeur eſt ſi abondante qu'elle fatigue les deux à la fois avec la même véhémence; mais ce n'eſt ordinairement que l'un après l'autre.

L'humeur goutteuſe n'attaque pas ſeulement les pieds, mais les genoux, &

ſucceſſivement tous les articles ; ce qui dépend de la quantité & de la qualité de cette humeur, de l'âge, du genre de vie, de la conſtitution de l'air, & du tems que le malade a commencé de devenir goutteux.

Il ne faut pas s'imaginer qu'un goutteux, pendant deux ou trois mois & plus, n'ait qu'un même accès ; mais c'eſt un aſſemblage & une chaîne de ces petits accès qui vont toujours en diminuant, ſoit à l'égard de la douleur, ſoit à l'égard de la durée, juſqu'à ce que toute la matière de la Goutte ſoit épuiſée ; alors le malade revient en parfaite ſanté, ce qui n'arrive guères aux plus vigoureux que dans la quinzaine. Dans les plus avancés en âge, & qui ont eu ſouvent la goutte dans pluſieurs mois, & dans ceux qui ſont caſſés, ou par les années, ou par les maladies, elle ne les quitte pas que l'été ne ſoit avancé, & continue ſouvent des années.

Les premiers jours l'urine eſt colorée, laiſſant un ſédiment rouge, plein de petit ſable, & le malade ne rend par les urines que la troiſième partie de ce qu'il boit ; pendant ce tems le ventre eſt ſerré, l'appétit abattu, le malade a un léger trémouſſement par tout le corps ; le soir il reſſent même dans toutes les autres parties, quoiqu'elles ne ſoient pas le ſiège de la Goutte, une peſanteur inquiétante, qui dure autant que l'attaque. Cette ſuppreſſion d'une partie de l'urine annonce que mon Spécifique eſt parfait. A la fin de l'accès ſurvient une démangeaiſon aux pieds, mais ſur-tout entre les doigts, dont la peau ſe lève comme les particules de ſon qui tombent par écailles : voilà la façon dont ſe comporte la Goutte quand elle eſt régulière ; & elle ne revient communément que dans un an, & dans la même ſaiſon.

La Goutte eſt irrégalière lorſqu'elle eſt dérangée par des remèdes donnés mal-à-propos, ou quand, à raiſon de la durée opiniâtre du mal, la ſubſtance du corps s'eſt tournée en humeur de Goutte, ou quand la nature affoiblie n'a pas aſſez de force pour la chaſſer de la manière qu'elle avoit accoutumé, & on voit éclater des phénomènes bien différens de ceux qui viennent d'être décrits.

Quand la douleur quitte les pieds, c'eſt une preuve que la règle du mal a été renverſée, ou que la force du corps a diminué peu à-peu ; la Goutte occupe préſentement les mains, les poignets, les genoux & les autres parties du corps ; quelquefois après avoir tourmenté un ou pluſieurs doigts, elle les prive peu-à-peu du mouvement, & forme autour des ligamens, des articles, des matières tophacées qui détruiſent la peau & la ſurpeau, & font voir à découvert les nodus comme de la craye, ou des yeux d'écreviſſes, qu'on peut tirer avec la pointe d'une épingle ; quelquefois l'humeur de la Goutte ſe dépoſant ſur l'articulation du coude, y forme une tumeur blanche de la groſſeur d'un œuf, qui peu-à-peu devient rouge & s'enflamme.

Quelquefois la Goutte portée à la cuiſſe, s'étend enſuite ſur le genou, le preſſe vivement, le privant du mouvement ; la Goutte qui auparavant ne revenoit qu'à l'iſſue de l'hiver, & qui ceſſoit après quelques mois, tourmente alors des années entières, à la réſerve de deux ou trois mois plus chauds de l'été.

Enfin ſi le malade, avant que le mal fût ſi avancé, avoit de longs intervalles entre les attaques, préſentement il a tous les membres reſſerrés & embarraſſés ; de ſorte que, bien qu'il ſe puiſſe tenir debout

& marcher un peu, ce n'est néanmoins que d'un pas boiteux & fatigant; & s'il veut forcer la marche, l'humeur de la Goutte, qui n'est jamais entièrement dissipée, menace les viscères lorsqu'elle ne peut se jetter sur les pieds.

Le malade est tourmenté de plusieurs autres symptômes, comme douleurs d'hémorrhoides, rots qui sentent les œufs couvés, & l'appétit est languissant par défaut d'esprits.

Après plusieurs cruels tourmens que ressentent les vieillards, & qui ne s'éteignent jamais entièrement, ces accès commencent à ne se plus faire sentir avec tant de violence, soit que la nature se trouve opprimée par le poids de l'humeur, soit qu'à raison de la vieillesse, elle n'ait pas assez de force pour la pousser dans les extrêmités; mais il survient une espèce de mal d'estomac, accompagné de tranchées, de lassitudes, sans cause manifeste, & quelquefois la diarrhée; alors la douleur dans les muscles cesse, & ces symptômes s'évanouissent, dès que la douleur des membres se réveille; la douleur devient moins vive d'accès en accès, & le malade meurt souvent du mal d'estomac.

L'humeur de la Goutte forme quelquefois des pierres, parce que la fonction des reins eſt ſuſpendue.

Pour finir, les viſcères du malade, farcis de l'humeur de la Goutte, ne peuvent plus exercer leurs fonctions; le ſang ſurchargé de limon & d'ordures, ne peut plus circuler, ni la matière de la Goutte ſe porter ſur les articles, comme elle avoit accoutumé, & enfin la mort ſurvient.

Sentimens des Auteurs.

Les Auteurs déterminent pluſieurs cauſes de la Goutte; Sydenham l'établit dans l'eſtomac, Fernel dans la tête; Willis l'attribue à la compoſition de certain levain, à la foibleſſe des viſcères, à la décadence du ſang; Rivière reconnoît un ſel acide & corroſif: voici ce qu'il dit.

La Goutte a pour cauſe un ſang abondant en ſels acides & corroſifs, qui s'en ſéparent & paſſent dans les lymphatiques, où ils communiquent leurs impreſſions; & ces humeurs ayant acquis un degré d'acrimonie proportionné à la qualité & à la quantité de ces mêmes sels, il survient des douleurs & des tiraillemens qui se fixent d'abord aux articles.

Hoffman dit qu'elle consiste dans un spasme violent qui picotte les parties, déchire, tiraille souvent jusqu'à produire une douleur telle que celle de la fracture, ou que feroit un pieu que l'on y enfonceroit; tiraille les membranes & les ligamens nerveux & tendineux qui contiennent les os & les affermissent dans leur situation, spasmes causés par une sérosité corrompue, salée, âcre, apportée en abondance dans les petites artères & les petites glandes des ligamens, & accompagnés d'un mouvement fébrile & de l'inflammation de la partie affectée.

Lorsque la douleur commence, les pores de la peau du pied se resserrent, l'abord & le reflux convenables du sang sont empêchés; tantôt la sueur & la transpiration se suppriment, tantôt elles augmentent; il y a rougeur & roideur dans la partie, les veines disparoissent; on sent dans la partie malade une tension & un tiraillement très-sensibles, accompagnés d'une rougeur & d'une chaleur suivies d'enflure: de-là de fréquens bâillemens, un friſſonnement dans le dos & les reins, un pouls fébrile, des inquiétudes dans les environs du cœur, des défaillances, un ſommeil inquiet, un engourdiſſement, un fourmillement dans les articulations, perte d'appétit, nauſées, une eſpèce de convulſion dans les gras des jambes, vomiſſemens; ce qui arrive dès que l'humeur ſe porte aux parties internes, & tous ces accidens ne peuvent avoir d'autre cauſe qu'une contraction ſpaſmodique, & le dérangement de la circulation qui en eſt la ſuite; & toutes les fois que la matière ſéreuſe, âcre & corroſive eſt repouſſée des parties affectées aux parties nobles du dedans, ſoit par un mauvais traitement, ſoit par quelqu'autre cauſe nuiſible, elle y produit des douleurs vives & des ſpaſmes.

Muſgrave diviſe la Goutte en Goutte première ou héréditaire, & en Goutte ſeconde ou ſymptômatique; il dit que plus quelqu'un en naiſſant participe du virus goutteux de ſes peres, plus il en eſt incommodé.

Il dit que la ſeconde dépend des miaſmes artriques cachés dans le ſang, & qui ſe développent à laſuite de quelques maladies aigues, ou de quelque remède contre-indiqué; telle est la Goutte scorbutique, mélancolique, celle qui succède à la vérole, à l'asthme, à la fièvre, à la colique & aux maladies de la peau, aux pâles couleurs, hydropisie, flux hémorrhoïdal & flux menstruel.

Il dit encore que celle qui paroît à la suite des maladies ci-dessus rapportées, n'attaque que les personnes foibles, délicates, & d'un âge avancé, & que celle qui vient après une transpiration supprimée, après des excès, ou pour avoir eu les pieds mouillés a la chasse, &c, n'attaque que les personnes robustes & peu avancées en âge.

Le célèbre Baynard a démontré par ses expériences sur les urines, qu'il s'y trouvoit une troisième partie d'un sel alkali: d'où il conclut que ce sel âpre, aigu, piquant & irritant, retenu dans le sang au moyen d'une humeur pituiteuse & gluante, venant à se développer à la première occasion, cause des douleurs & des tumeurs, soit dans les articulations, soit dans les membranes, tendons, ligamens, &c; & de la qualité & de la quantité de ces sels, les accès de la Goutte se manifestent.

Dès que ces fels enveloppés dans des humeurs vifqueufes font brifés & atténués, que cette humeur fe digère & qu'il furvient une tranfpiration, la douleur ceffe, le mouvement de la partie fe rétablit, & le malade revient en fanté; il arrive le contraire dans un traitement oppofé à cette indication de la nature.

Dans la Goutte froide les douleurs font moins violentes, & il y a moins d'inflammation que dans la Goutte chaude, pourvû qu'il n'y ait point de complication vénérienne ou fcorbutique; mais les paroxifmes y font plus longs.

La Goutte paroît plutôt en hiver & en automne que dans les autres faifons, parce que ce tems eft plus propre aux fluxions.

Il dit auffi que le rhumatifme eft occafionné par un froid qui, retardant la circulation dans les vaiffeaux capillaires des mufcles & de leurs membranes, occafionnent des engorgemens & des tumeurs, & font reffentir les douleurs les plus aigues; les vieillards y font forts fujets, parce qu'ils abondent en une pituite craffe & gluante.

Default, Profeffeur de Bordeaux, établit pour cauſe de la Goutte une tranſpiration ſupprimée, & il dit :

Cette partie du corps humain, devenue dure & ridée par le penchant de l'âge, ou obſtruée par les fautes qui procurent la Goutte, ſont propres à diminuer l'inſenſible tranſpiration, ſes tuyaux excrétoires ſont la plûpart ſans uſage ; la matière qu'ils verſoient eſt retenue peu-à-peu, circule avec le ſang & les autres liqueurs, ſe mêle avec la lymphe que la nature fait couler dans les articles, pince par ſa ſalure les membranes & les tendons qui y aboutiſſent, & cauſe cette vive douleur que l'on nomme Goutte.

Les pieds ſont ordinairement les premiers attaqués, parce que les tuyaux de cette lymphe y ſont en plus grand nombre. Comme chaque dépôt ſur les articles laiſſe à la fin quelque lie ou marc qui forme une eſpèce de concrétion qui augmente couche ſur couche à chaque attaque ; il ſe forme des matières tophacées qui bouchent l'orifice de ces tuyaux, alors la matière de la Goutte ſe porte ſur les autres articles où elle trouve moins de réſiſtance, & y produit, par ſucceſſion d'attaques, les nodoſités comme elle a fait aux pieds ; enfin ne trouvant plus d'iſſue dans les articulations, ſoit ſupérieures, ſoit inférieures, elle ſe dépoſe ſur les viſcères, & cauſe ce qu'on appelle Goutte remontée.

M. Liger dit que le principe de la Goutte conſiſte dans un mucilage, ſon ſentiment paroît le plus clair & le mieux raiſonné, & ſeroit ſans replique s'il admettoit un ſel aigu, âpre, plus ou moins fixe ; ce qui eſt démontré par les expériences. Voici comme il s'explique.

Le mucilage eſt un mixte compoſé de très-peu d'huile, de beaucoup de terre & d'une grande quantité d'eau & d'air, qui jouit en conſéquence d'une qualité gluante & viſqueuſe.

Les mucilages, à l'inſtar des gommes, contiennent beaucoup d'air qui, par ſa raréfaction, occaſionne un plus grand feu dans la partie, de la rougeur, &c, ce qui arrive aux tempéramens bilieux, ſecs, &c.

Ces mucilages dans les tempéramens pituiteux ſont plus détrempés, les vaiſſeaux ſont plus foibles & plus relâchés ; conſéquemment il y a moins d'action, plus de ſoupleſſe, ce qui forme la Goutte froide.

La Goutte eſt une dépuration du ſang qui ne ſe fait jamais ſans fièvre, & qui eſt plus ou moins conſidérable ; elle dure plus ou moins de tems, ſuivant que le dépôt de l'humeur ſe fait plus ou moins promptement.

Le dépôt de l'humeur de la Goutte ſe forme plus lentement que dans toutes les autres maladies, par rapport à ſa groſſièreté & à ſa quantité.

Le ſiège de la Goutte étant dans les articulations, & l'eſpace étant trop petit pour contenir une ſi grande quantité d'humeurs, il ſe forme une métaſtaſe qui eſt en proportion de ſa quantité.

Les accès de Goutte des jeunes gens ſont moins fréquens, moins étendus & plus courts que ceux des vieillards, parce que la nature agit avec plus de force chez les premiers, &c, à moins que des répercuſſifs, toujours contre-indiqués, n'y donnent occaſion.

L'humeur de la Goutte circule dans le ſang tant qu'elle y eſt en petite quantité ; dès que ſon volume augmente, elle s'en dégage par une fermentation qui fait naître différens ſymptômes, tels que fièvre, nauſées, engourdiſſemens, crampes & douleurs plus ou moins aigues, ce qui dépend de la qualité & de l'abondance de cette humeur.

La douleur n'est sensible que dans les petits vaisseaux, par rapport à la petitesse de leurs diamètres.

La grossièreté de l'humeur séjourne dans les vaisseaux des extrêmités, y forme des engorgemens & des tumeurs, & ne se dissipe que par la transpiration; l'embarras des liqueurs & leur pression sur les vaisseaux voisins, produisent la rougeur & la chaleur de la partie; & ce dépôt, qui se fait dans les glandes sinoviales, par la pression & le tiraillement des nerfs, est la source d'une extrême sensibilité.

Le dépôt de l'humeur totalement formé, les symptômes diminuent, parce que la nature s'est débarrassée, & l'accès se dissipe peu-à-peu, pourvû que l'humeur ne soit pas trop grossière.

L'humeur de la Goutte ne change point de place quand la douleur passe dans une autre partie; comment & par quelle voie pourroit-elle le faire? Cette métastase est occasionnée par une nouvelle dépuration de la nature, ce qui caractérise l'abondance de cette humeur; & la dépuration est complette quand elle se fixe sur une ſeule partie ; le ſeul mouvement de l'humeur s'accomplit dans les gros vaiſſeaux en circulant avec le ſang, d'où elle eſt portée dans les extrêmités capillaires, ſans pouvoir rétrograder.

Sentiment de l'Auteur.

Par la compilation des ſentimens de ces auteurs, l'on voit qu'ils conviennent que la Goutte dépend d'une humeur âcre, formée par des ſels acides, tartareux ou alkali, &c. Ces ſels, plus ou moins fixes, ſont au ſang ce qu'ils ſont aux plantes, relativement à leur nature, d'où dépend la différence des eſpèces, & l'extraction que l'on en fait en eſt une preuve bien convaincante ; le ſel étant toujours relatif à la douceur ou à la cauſticité de la plante.

Les ſels que l'on tire des excrémens quelconques, tels que des urines, des crachats, &c, ne laiſſent aucun doute de leur préſence, & un ſimple mucilage ne feroit point en état de les fournir, s'il en eſt regardé comme l'unique principe.

Les différences de la Goutte dépendent de celles de ces ſels & de la groſſièreté de l'humeur. Ils ne ſe développent qu'à un certain âge, parce que dans la première jeuneſſe le ſang a une douceur requiſe pour la nourriture des parties, sans laquelle la nature périroit dans son principe.

Je dis que les Goutteux apportent ce vice en naissant, de la même façon que l'on naît scorbutique, scrofuleux, &c. ce que j'établis par l'expérience la plus claire.

L'on voit tous les jours des personnes qui doivent la Goutte à leurs peres, par succession; l'on en voit d'autres qui en sont exemptes, & cette même Goutte se manifeste à la seconde ou troisième génération. L'on doit conclure que le sang de ceux de la première ou seconde génération n'a pas été entièrement exempt du virus goutteux, mais que plus adouci & trop foible pour se manifester, il a fallu un long intervalle & un dérangement trop fréquent parmi les hommes, pour se développer & se transmettre aux générations suivantes.

Ce que je dis de la Goutte héréditaire, je l'établis sur la Goutte que l'on nomme acquise; voici comment.

D'une multitude d'hommes de tout âge, du même tempérament, du même état, & livrés aux mêmes excès, deux ou plusieurs deviendront goutteux, &

le reste en sera exempt : doit-on conclure de-là que la Goutte est la suite de ces excès, & pourquoi tant d'autres ne l'ont-ils pas acquise ?

Je dis plus, des personnes fort sobres, prenant beaucoup d'exercice, n'étant point nées de parens goutteux, le deviennent : dira-t-on qu'ils doivent cette maladie à la constitution de l'air ou à la qualité des alimens ? Dans ce cas elle deviendroit épidémique, ce qui n'est pas probable, & si elle étoit l'effet du hazard ou du mauvais régime, ne viendroit-on pas à bout de la guérir comme toutes les autres maladies ; disons donc que ceux qui acquièrent la Goutte ont apporté cette disposition en naissant, qu'elle dépend de la qualité du sang qu'ils ont reçu de leurs peres, qui, par des excès en tout genre, en ont dissipé les parties les plus douces & les plus balsamiques, & leur ont communiqué des principes âcres & corrosifs, qui ne se développent ordinairement qu'à l'âge de trente ans, soit parce qu'avant ce tems les humeurs sont destinées à la nourriture & à l'accroissement des parties, soit pour avoir usé de la vie de bonne heure, ou parce que la peau, plus resserrée à cet âge que dans l'adoleſcence, rend la tranſpiration plus difficile & moins abondante.

La tranſpiration ſupprimée procure l'accès, mais ne fait pas naître la Goutte ; les vins qui abondent en ſucs tartareux, les boiſſons qui contiennent beaucoup de mucilages, comme le cidre, la biére, &c ; les alimens glaireux & qui épaiſſiſſent beaucoup, diſpoſent à l'accès de Goutte & l'accélèrent.

Les plaiſirs de l'amour, les fatigues violentes, la trop grande application, les chagrins, la colère, &c, procurent les accès de Goutte par la grande diſſipation des eſprits qu'ils occaſionnent, ou bien ils font naître cette diſpoſition, ſi elle n'eſt pas encore formée.

La ſurabondance de l'humeur occaſionne les accès de la Goutte ; la nature ne ſe dégage jamais que de la plus grande partie, ſans pouvoir dépouiller entièrement la maſſe du ſang qui conſerve toujours ce principe ; ce que l'expérience démontre dans cette maladie comme dans tous les vices héréditaires.

La ſurabondance vraie dépend de la quantité de l'humeur, & la fauſſe dépend du relâchement & de la foibleſſe des vaiſſeaux, qui n'ont pas aſſez de force pour ſe débarraſſer de ce qui eſt étranger.

La ſurabondance en général eſt cauſée par les choſes non naturelles, c'eſt-à-dire, qui peuvent nuire à la ſanté & la conſerver ; l'on en compte ſix : ſçavoir, l'air, le boire & le manger, le mouvement & le repos, les veilles & le ſommeil, les ſecrétions & les excrétions, & les paſſions de l'ame.

La quantité & la qualité de ces choſes peuvent produire les accès, les accélérer ; elles n'en viendront point à bout ſi le ſang n'eſt imprégné de ce principe de Goutte.

La Goutte paroît communément à l'entrée du printems, parce que les premières chaleurs de cette ſaiſon agiſſent ſur le ſang épaiſſi par une quantité de nourritures, qui eſt toujours plus abondante en hiver, & par une tranſpiration ſupprimée. Elle eſt auſſi fort commune en automne, parce que les humeurs qui ont été épaiſſies par des ſueurs preſque continuées, ſe trouvent plus gênées & plus embarraſſées dès que les premiers froids ſe font ſentir ; les ſecrétions diminuent de même que la tranſpiration, & il ſe fait un combat qui ne ſe termine que par la dépuration.

Les transpirations dénotent la qualité de l'humeur ; si elle est visqueuse, la matière est épaisse, &c.

Le principe de la Goutte étant dans le sang, la lymphe & les sérosités qui s'en séparent continuellement participant de ses qualités, comme elles sont destinées à nourrir les tendons, membranes & ligamens, il est impossible qu'elles n'y occasionnent de vives douleurs, si l'on fait attention à l'extrême sensibilité de ces parties.

Les maladies qui dépendent de l'acide, comme mélancolie, passion hystérique, épilepsie, &c, ont des symptômes différens, parce que l'humeur est moins corrosive, moins piquante ; elle attaque les nerfs & les muscles sans se communiquer à leurs tendons.

L'âcreté du sang des Goutteux dépend donc d'une quantité de sels acides & tartareux, participant quelquefois de l'alkali ; & la sérosité, qui en est le véhicule, a une âcreté bilieuse plus ou moins fixe, ce qui produit des diversités dans la Goutte, & rend la douleur fixe ou vague, & plus ou moins ardente ou inflammatoire, pourvu que l'on n'en sépare point le mucilage, qui n'est autre chose qu'un ſang épais qui ſépare une lymphe plus ou moins gélatineuſe.

La preuve de ces ſels tartareux ſe tire par les ligamens des jointures qui ſont rongés par le tartre qui s'y arrête, comme les ouvertures en font foi. Il y a plus, la matière plâtreuſe qui ſe trouve quelquefois en abondance dans les articulations des vieillards goutteux qui ont beaucoup d'acide, eſt une preuve évidente d'un ſel tartareux, compoſé d'acide & de beaucoup de terre.

L'exiſtence d'un ſel fluide tartareux dans les Goutteux paroît confirmée par l'obſervation que le trop grand uſage des vins qui contiennent beaucoup de ſuc tartareux, eſt ordinairement très-propre à faire paroître la Goutte, & que l'on peut conclure de même de l'appétit exceſſif & vorace qu'ont les malades, ſurtout avant l'attaque, & qui eſt ſans doute produit par l'abondance d'une lymphe acide dans les liqueurs ſalivaires & gaſtriques. Ces concrétions ne ſe produiſent point chez tous les Goutteux, ce qui dépend des reſſorts des vaiſſeaux qui ont plus ou moins de force pour les expulſer. Les hommes bilieux, d'un tempérament vif & animé, dont la Goutte eſt plus chaude & plus vague, ont la sérosité chargée de sels âcres, bilieux, sulphureux, & même alkali.

Sous les ligamens membraneux qui affermissent ordinairement les articulations, il y a une membrane purement glanduleuse & vésiculaire, qui est le siège de la sinovie, où se terminent, surtout dans l'homme, beaucoup de ramifications de vaisseaux sanguins, & cette membrane, par rapport à sa lâcheté, ne sert pas à l'assemblage des os ; mais elle sépare une espèce de mucosité semblable au blanc d'œuf; il y a d'ailleurs dans les grandes articulations des corps glanduleux, revêtus de graisse, qui séparent de beaucoup de vaisseaux sanguins, une mucosité semblable, dont l'usage est de lubréfier les jointures & de les empêcher de s'échauffer par le frottement, comme l'a montré dans son Ostéologie le célèbre Anglois Clopton Hawers.

Toutes les fois donc qu'une sérosité saline, excrémenteuse, surabondante dans le sang, descend par les pores des glandes trop relâchées, dans les articulations mêmes, non-seulement elle coagule la mucosité, qui, par la suite, se résout difficilement, & si elle est en abondance

abondance, elle ſe change enfin en un corps plâtreux ; mais étant renfermée entre des membranes d'un ſentiment très-délicat, elle a peine à s'avancer & à s'évaporer par rapport à la petiteſſe des pores ; ce qui fait qu'elle cauſe des tourmens inexprimables dans la partie malade.

La Goutte occaſionne deux eſpèces de fiévre, l'une eſſentielle, & l'autre ſymptomatique. La première dépend de la qualité de l'humeur, & l'autre eſt la ſuite des douleurs & des veilles : au moyen de la fiévre l'humeur goutteuſe ſe diſſipe plus facilement, & ce mouvement fébrile n'eſt pas inutile ; car c'eſt par ſon moyen que les ſéroſités ſalines, excrémenteuſes, empreintes d'un caractère étranger, ſont en partie chaſſées & miſes dehors du corps par les couloirs & les excrétoires que la nature a deſtinés à cet effet ; ce mouvement fébrile plus fort que le naturel qui ſe fait dans les ſolides & les fluides, eſt la vraie cauſe des douleurs & des ſpaſmes des extrêmités.

La Goutte eſt périodique, & ſes retours dépendent de la quantité de l'humeur qui ſe développe quand elle eſt aſſez abondante, & elle demeure confondue avec le ſang, où elle n'occaſionne aucun mouvement, tandis que ſes pointes ſont émouſſées, & qu'elle y occupe un petit volume.

La foibleſſe du tempérament fait paroître la Goutte. Par foibleſſe, l'on entend un défaut de force & de vigueur dans le tiſſu & la conformation des ſolides deſtinés à contenir les fluides, ou plutôt à produire les mouvemens vitaux, ſécrétoires & excrétoires, foibleſſe apportée de naiſſance, & tranſmiſe aux parens.

De-là vient que les peres & meres, foibles & maladifs comme ſont les hypocondriaques, ceux qui ſont ſujets au flux hémorrhoïdal, à des maladies irrégulières, les goutteux, les calculeux, donnent le jour à des enfans qui ont de pareilles diſpoſitions maladives; ajoutez à cela des fautes eſſentielles contre le régime, fautes dont l'effet eſt non ſeulement d'affoiblir & de détruire le ton des parties ſolides, la force & la vertu ſiſtaltique des organes, mais de produire beaucoup de liqueurs crues, intempérées, & éloignées de l'état naturel des ſucs qui doivent être doux, & de les retenir &

les amaſſer dans le corps en conſéquence de la diminution des excrétions qui procurent la ſanté. L'abus des plaiſirs de l'amour étant propre à diminuer la force & la tenſion des parties ſolides, nerveuſes, & motrices, fait paroître la Goutte; car comme la ſemence eſt le produit d'une lymphe ſpiritueuſe & ſubtile qui ſe trouve dans le ſang, on ne peut la perdre ſans ôter aux parties fluides leur ſubtilité & leur douce volatilité, & aux parties ſolides, leur vigueur & leur reſſort; ce qui ne peut arriver ſans un dommage conſidérable de toutes les fonctions du corps, & ce qui a fait dire aux Poëtes qu'elle étoit la fille de Venus & de Bacchus.

Les Goutteux, à raiſon d'un ſel délié & irritant qui circule dans leurs vaiſſeaux, diſſous dans le ſang & dans la lymphe, ſont d'un tempérament plus amoureux que les autres, & aggravent leurs maux.

Le vin, & ſur-tout les vins violents, ou ceux qui ſont chargés d'un acide tartareux, dérangent le tiſſu des eſprits qui donnent le mouvement à notre corps, parce que les parties ſulfureuſes du vin ſe portent à la tête trop promptement, où elles entrent dans les pores des nerfs, & se marient aux esprits dont elles dérangent la température par leur crudité & leur caractère hétérogéne, de manière qu'ils sont moins en état de s'acquitter de leurs fonctions, & de régler les mouvemens de la machine; aussi le vin, par sa matière tartareuse, contribue beaucoup à faire paroître la Goutte, & cette matière qui se sépare par les excrétions dans les corps bien constitués, séjourne & s'amasse dans le sang de ceux qui péchent par la foiblesse des viscères.

L'yvresse éteint beaucoup la force naturelle des esprits, & donne plus d'épaisseur à la lymphe déliée, & la tension des viscères diminuant à proportion, ils ont moins de force pour faire transpirer ce qu'il y a de nuisible & de pernicieux dans les vins.

Les passions immodérées ont beaucoup de puissance pour faire paroître & entretenir la Goutte; la raison de cet effet est, quant à la longue tristesse, au chagrin, aux soins continuels, aux méditations profondes, &c. qu'en diminuant les forces du corps, les mouvemens vitaux des liqueurs, & les secrétions & excrétions; les affections de l'ame fourniſſent une matière abondante, c'eſt-à-dire, beaucoup d'impuretés ſalines & ſulfureuſes de divers genres.

Diviſions de la Goutte.

Je diviſe la Goutte en ſimple & en compliquée.

La Goutte ſimple ſe diſtingue en chaude & en froide, & la compliquée prend les dénominations des maladies auxquelles elle eſt unie, comme Goutte ſcorbutique, ſcrofuleuſe, hypocondriaque, vénérienne, &c.

La Goutte ſimple ſe diviſe encore en Goutte mixte, Goutte ſciatique, & rhumatiſme goutteux.

La Goutte chaude eſt celle qui s'annonce avec beaucoup de fievre; la partie affectée devient rouge, enflée, & très-douloureuſe, & l'humeur paroît ſe porter rapidement d'un endroit à l'autre, ſans cauſe manifeſte.

Je dis que l'humeur, quoique groſſière, contenant une quantité d'eau, ce qui arrive ſouvent dans les tempéramens ſanguins, a un mouvement proportionné à ſa fluidité, & que la dépuration ſe fait plus promptement, & occaſionne ces phénomènes ; ce qui ne peut s'accomplir que par la réaction mutuelle des ſolides & des fluides.

La Goutte froide n'eſt qu'un œdéme ſouvent emphiſemateux ; il y a peu de fièvre, la partie eſt fort gonflée & ſans rougeurs ; il y a une douleur de tenſion avec peu d'élancement & de pulſation, & l'humeur qui ſe fixe, occaſionne un engourdiſſement & du froid ; ce qui dépend de la groſſiéreté de l'humeur & des ſels, & de la foibleſſe des reſſorts. La Goutte mixte participe du chaud & du froid.

L'on nomme Goutte ſciatique, toute douleur aiguë qui occupe les vertèbres, les hanches & les cuiſſes ; ſi les vertèbres du dos, les côtes & les omoplates ſont attaquées de cette humeur, on la nomme courbature ; la ſurabondance, la groſſiéreté de l'humeur & la foibleſſe de la partie en ſont la ſeule & véritable cauſe.

L'humeur qui forme le rhumatiſme goutteux occupe, non-ſeulement les articulations, mais encore les parties charnues, aponévrotiques, & même les nerveuſes. Les cauſes ſont les mêmes que les précédentes, en admettant ſeulement une plus grande abondance de ſéroſités & de ſels.

Le rhumatisme simple n'attaque que les parties charnues, aponévrotiques & nerveuses, & n'est qu'accidentel.

La Goutte compliquée n'a de différence que celle des symptômes propres aux maladies qui l'accompagnent.

Si c'est le scorbut, il y a douleurs de tête, engourdissement, noirceurs de dents, puanteur de la bouche, taches noires ou livides, &c. si elle est compliquée à la vérole, il y a douleur dans les os, ulcérations dans différentes parties, abattement général, &c. & ainsi des autres dont il faut voir le détail dans l'histoire de ces maladies.

La Goutte que le vulgaire nomme graveleuse, n'est autre que la Goutte ordinaire. Voici comme je m'explique :

Dans la dépuration, par la grossiereté de la matière & la foiblesse des vaisseaux, il se forme des dépôts d'humeurs plus compactes ou plus tenues; ce qui forme des nœuds, ou laisse la partie dégagée.

Ces nœuds sont insensibles, parce que l'humeur de la Goutte a été altérée & dissipée peu à peu, & il ne reste qu'une matière compacte, terreuse & insensible au froid & au chaud, à moins que l'on n'y applique à nud le feu ou la glace.

Il y a deux eſpèces de nœuds ; la première reſſemble à la gomme deſſéchée ; la ſeconde eſt tellement dépouillée de ſon eau, qu'il ne lui reſte plus qu'une terre blanche plus ou moins friable, plus ou moins légère, & reſſemblante le plus ſouvent à du plâtre ou du gypſe.

Le ſéjour de l'humeur & la diſſipation de la partie aqueuſe par la chaleur, occaſionnent ces phénomènes.

Ces diſtinctions me paroiſſent ſuffiſantes, & une répétition deviendroit ennuyeuſe.

Pour continuer l'ordre que je me ſuis propoſé de ſuivre dans cet ouvrage, je dirai deux mots ſur les effets de la tranſpiration que l'on confond ſouvent avec les ſueurs, & dont la ſuppreſſion occaſionne de fréquents accès de Goutte & des rhumatiſmes ſimples.

De la Tranſpiration.

Une tranſpiration continuée fait ſortir une grande quantité d'impuretés aqueuſes, ſalines, vaporeuſes & d'un caractère fort actif ; dès qu'elle eſt ſupprimée, elle peut préparer les humeurs à la Goutte.

La perſpiration ſeule eſt beaucoup plus abondante que toutes les évacuations du corps réunies.

La tranſpiration diminue à proportion de l'âge, & elle eſt plus ou moins ſaline.

Chez les vieillards, la toux, les fluxions, les difficultés d'uriner, les douleurs des reins & des articles, les vertiges, les apopléxies, les démangeaiſons, l'inſomnie, la foibleſſe de la vue, les engourdiſſemens, les duretés d'oreilles; tous ces fâcheux ſymptômes reconnoiſſent pour cauſe la diminution & l'affoibliſſement de la tranſpiration. Pendant le froid la peau eſt plus reſſerrée, & la matière de la perſpiration devient plus craſſe & reflue dans l'intérieur.

Une vie oiſive rend les corps peſans & mal-aiſés; le mouvement ſépare les impuretés par la perſpiration : un trop grand repos eſt donc la peſte du corps.

L'exercice rend les corps plus légers, & toutes les parties, particuliérement les muſcles & les ligamens qui ſe débarraſſent des matières excrémenteuſes par le mouvement qui les prépare à une exhalaiſon; ce qui rend les eſprits plus déliés.

Les ſignes d'une tranſpiration diminuée, ſont le trop d'embonpoint & la peſanteur du corps.

Le coït immodéré procure chez pluſieurs la diminution de la quatrième partie de la tranſpiration.

La tranſpiration eſt plus conſidérable cinq ou ſix heures après le repas, que quand on le finit.

Ceux qui boivent beaucoup s'affoibliſſent & tranſpirent peu ; & s'ils boivent de l'eau pure à jeun, ils en ſont incommodés. Une copieuſe boiſſon d'eau empêche la tranſpiration.

S'il s'eſt formé un amas de mauvais ſucs pendant l'hyver, ces humeurs ſe fermentent, s'agitent & ſe putréfient au printems : d'où naiſſent différentes maladies.

Les corps ſont moins peſants en été que pendant l'hyver.

Quoique les humeurs des Goutteux ſoient très-groſſières, elles ne s'exhalent qu'en forme de vapeurs.

Ceux qui tranſpirent beaucoup ont rarement beſoin d'être ſaignés & purgés, ce que l'on obſerve chez les enfans.

Les femmes ne ſont point goutteuſes pendant le cours réglé du flux menſtruel.

Dans tout flux particulier, & les jours que l'on ſe purge, la tranſpiration diminue, parce que tout ſe porte à l'intérieur, & ainſi le relâchement du ventre occaſionne le reſſerrement de la peau.

La ſueur n'eſt point ce que l'on nomme tranſpiration ; mais l'on entend par-là une vapeur douce & inviſible, telle que celle qui ſe fait en hyver, & qui va juſques à cinquante onces par jour, ſuivant les différens ſujets.

Les maladies ſont plus dangereuſes en été qu'en hiver, non point par rapport à l'uſage de différens fruits, mais par rapport à la tranſpiration, qui étant plus abondante dans cette ſaiſon, & particulierement pendant le jour, ſe ſupprime ſouvent tout-à-coup par la fraîcheur de la nuit.

Le moindre froid que l'on eſſuie dans la nuit en dormant, ſupprime la tranſpiration, & diſpoſe les humeurs à la putréfaction. Ces différens ſentimens ſur la tranſpiration, ſont d'Hippocrate, Galien, Sydenham, Deſault, Sanctorius, Dodart, &c. ils établiſſent combien il eſt dangereux de la ſupprimer, & de quel avantage il eſt de la procurer, pourvû que l'on ne confonde pas l'inſenſible tranſpiration avec des ſueurs abondantes.

Je m'attache ici à Sydenham & à ceux qui ont travaillé ſur les ouvrages de ce grand Médecin ; il dit que l'indication qui ſe préſente naturellement, eſt de ramollir la peau & de la rendre perſpirable.

La nature, pendant l'accès de la Goutte, dans la criſe qu'elle opére, ne recherche que la perſpiration ; à la fin de chaque petit accès, après une légère tranſpiration, le malade eſt ſoulagé & s'endort.

Toute autre évacuation irrite la Goutte & l'effarouche, telles que ſaignées, émétiques, purgatifs, ſudorifiques, &c. toutes les préparations chimiques y ſont contraires.

Dans les fièvres intermittentes, ſi, à la fin des accès, la ſueur qui ſurvient eſt indiquée, elle ſoulage infiniment le malade ; mais ſi la ſueur eſt très-abondante & va trop loin, au lieu de finir l'accès, la fièvre paſſe en continue ; de même dans la Goutte, une légere moiteur qui paroît le matin & ſe diſſipe d'elle-même, après chaque petit accès dont le grand eſt compoſé, adoucit & ſoulage ſoit la douleur, ſoit l'inquiétude de la nuit ; mais cette moiteur naturelle se changeant en sueur abondante, la Goutte devient plus opiniâtre & plus farouche.

Si avant l'attaque de la Goutte, pendant que l'humeur de la Goutte est encore confondue dans le sang, l'on procure cette moiteur légere, cette insensible transpiration que la nature appelle à son secours, l'on préviendra insensiblement l'accès, & l'on épuisera par la même évacuation que la nature employe, lorsqu'elle en fait la crise, l'humeur qui l'auroit produit, de quelque caractère que l'on puisse la supposer. Cette observation prouve l'utilité de mon spécifique qui agit par la transpiration, & débarrasse une partie de l'humeur goutteuse par les urines.

Le chagrin supprime la transpiration, la tranquillité d'ame la rétablit; cela peut s'entendre de toutes les violentes passions qu'il faut bannir.

L'exercice est un des plus grands & des plus puissans moyens par lequel on puisse maintenir une régle égale & constante dans l'économie animale; il contribue à une circulation exacte & générale de tous les fluides; les humeurs ont un cours libre par les voies qui leur sont destinées, & débarrassent les parties du corps qui seroient incommodées de leur séjour.

Cet exercice doit être proportionné aux forces & au tempérament d'un chacun, & l'on ne doit jamais s'éloigner de ce principe, qu'une transpiration générale & continuée fait sortir du corps une quantité d'impuretés aqueuses, salines, &c. & qu'une sueur trop abondante, bien loin d'être utile, prive le sang de son véhicule, l'épaissit, occasionne des embarras nouveaux, & fait naître des accès plus terribles que les précédents ; je ne conseille donc ni la chasse ni la paume, &c. qu'un chacun fasse attention à son âge, à ses forces & à l'état où la Goutte l'a laissé ; mon sentiment est que l'on doit entretenir le mouvement de toutes les parties du corps, ou rétablir peu à peu celles qui en sont privées, par un doux exercice, tel que la promenade à pied, à cheval ou en carrosse.

Tout ce que je viens de dire de la Goutte & de ses causes, donne des connoissances assez exactes de la qualité de cette humeur ; un plus long détail ne serviroit qu'à grossir ce volume, &

embarrasseroit plus qu'il n'instruiroit. Je remplis mon objet en me réduisant à l'abrégé.

Les moyens de pratique que je propose sont fondés sur l'expérience, & je dois commencer par l'explication de ceux qui tendent à la conservation de la santé, & indiquer ceux qui lui sont contraires.

De l'Air.

L'air est la cause de la vie & des maladies, & notre santé dépend en général plus de l'air que de toute autre chose. L'air n'est pas seulement nécessaire à notre vie pour la respiration, il peut aussi beaucoup sur notre santé par les différens dégrés de chaleur, de froid, d'humidité & de sécheresse dont il est susceptible : nous sommes essentiellement affectés des changemens qui arrivent à sa pesanteur & à son ressort.

Il est fort mauvais pour la santé de respirer un air chargé de la transpiration de plusieurs personnes, ou de celui qui est enfermé dans un lieu mal-propre.

L'air de la campagne est différent de celui de la ville ; l'on digere mieux en campagne qu'en ville, & l'on a bien meilleur appétit.

Dès que les différentes qualités de l'air ne ſont pas proportionnées entr'elles, ou qu'elles ne ſont pas ce qu'elles doivent être dans chaque ſaiſon, les corps en ſont plus ou moins affectés, & elles cauſent ſouvent des maladies.

Les différentes qualités de l'air produiſent des effets relatifs à chaque tempérament; un air groſſier & épais eſt favorable à quelques-uns : tels ſont ceux qui ſont attaqués de la poitrine, & d'autres ont beſoin d'un air vif; un air marécageux eſt toujours contraire.

De l'Eau.

L'eau eſt l'agent univerſel, non-ſeulement de la nutrition & de l'accroiſſement, mais encore de la génération des corps; elle a différentes qualités, ſuivant les différentes terres qu'elle traverſe, diſſolvant & emportant les ſels des terres par leſquelles elle paſſe, dont elle prend les qualités.

Les bonnes eaux ſont celles qui ſont claires, légeres, & ont peu de terre, & rien de métallique ni d'étranger.

Les vers qui s'engendrent dans le corps humain, viennent le plus ſouvent de l'eau où ſont communément les œufs de ces animaux ; les enfans y ſont plus ſujets, parce que la chaleur & la douce humidité de leurs entrailles ſont plus propres à les faire éclorre que les perſonnes d'un certain âge qui ont les humeurs plus âcres.

Toutes les eaux légeres ne ſont pas bonnes, telles ſont celles de marais & celles de fumier ; l'eau tiéde relâche les fibres trop tendues.

Ce que j'ai dit de l'air & de l'eau convient à cet abrégé, & eſt ſuffiſant pour en diſtinguer les qualités & en faire un choix utile ; examinons à préſent la différence des avantages que procurent les vins & les alimens tirés des végétaux & des animaux.

Des Vins.

Quoique la Goutte ait été dite la maladie des Grands, la façon de vivre, le luxe, & les excès introduits dans tous les différens états, ont rendu cette maladie très-commune.

Le vin eſt en uſage dans une grande étendue de pays, & le peuple eſt plus ſujet aux excès de cette boiſſon que les perſonnes opulentes.

Ce même peuple boit communément des vins grossiers & abondans en sucs tartareux, & tout le monde sçait que la Goutte n'habite point les chaumieres ; d'où je conclus que les riches seroient dans le même cas, si leurs alimens étoient aussi simples & s'ils prenoient autant d'exercice.

L'excès du vin fait naître la Goutte ; les alimens succulens, l'oisiveté & les excès en tout genre, l'accélerent.

Les vins de Bourgogne & de Champagne, non mousseux, sont légers, & ont de très-bonnes qualités, pourvû que l'on en prenne modérément.

Chacun pourra faire usage de ceux qui croissent dans son pays, ayant soin de choisir les plus mûrs, les plus légers & les moins violens.

Ceux qui habitent les pays où les vins ont le plus de force, en feront moins d'usage & le tremperont davantage ; si l'usage immodéré des vins est contraire aux Goutteux, quel effet peuvent-ils attendre des vins de liqueurs, & particuliérement des liqueurs ?

L'on ne peut prescrire rien de particulier sur l'usage des vins, par rapport à la différence des climats & des tempéraments ; mais en général, ceux des pays chauds en uſeront moins que ceux qui habitent les pays froids, les vieillards plus que les jeunes gens, & ceux qui travaillent beaucoup d'eſprit, ſeront plus modérés que ceux qui font beaucoup d'exercices du corps ; il faut ordinairement le boire bien trempé.

Le vin d'Eſpagne doit être préféré à tous les vins de deſſert par rapport à ſes qualités cordiales & ſtomachales.

Des Végétaux.

Les végétaux ſont plus utiles à l'homme que les animaux, puiſqu'ils fourniſſent le plus de médicamens & d'alimens ; ils ſe ſentent de la nature de la terre qui les a produits.

Les végétaux ont leurs principes moins peſans & moins liés enſemble que les minéraux ; c'eſt pourquoi les végétaux ſont plus diſſolubles dans les corps animés, & peuvent ſe changer plus aiſément en nourriture ou ſervir de médicamens que ne le peuvent faire les minéraux ; & au contraire, les principes des animaux ſont plus légers & plus ſujets à la corruption que ceux des végétaux, qui tiennent le milieu entre les animaux & les minéraux.

La connoiſſance des plantes uſuelles eſt néceſſaire pour la guériſon des maladies.

Les alimens tirés des végétaux ſont plus ſains que ceux que fourniſſent les animaux ; la viande & le poiſſon ſe corrompent plus que le pain ; ceux qui mangent beaucoup de viande ſentent ordinairement plus mauvais que ceux qui vivent de végétaux.

Le grand uſage de la viande contribue beaucoup à la corruption ; ceux qui vivent d'alimens farineux & d'herbages, ſont plus forts & vivent plus longtems ; ce qui s'obſerve dans les campagnes, chez les Ecoſſois, chez les Turcs, dans les Indes, chez les Tartares, &c. qui ſont plus forts, plus robuſtes, & deviennent fort vieux.

Les parties des végétaux qui fourniſſent le plus d'alimens, ſont les grains, les herbes & les racines.

Parmi les grains ſont les farineux, tels que froment, ſeigle, orge, ris, avoine, lentilles, millet, &c.

Parmi les herbes & les plantes, je conſeille l'uſage de celles qui nons ſont connues & qui ſont très-ſaines, telles ſont la chicorée, le creſſon, le cerfeuil, les oignons, la pimprenelle, les poireaux, la laituë, la poirée, les épinards, l'ozeille, les choux rouges, la bourrache, la bugloſe, la fumeterre, le céleri, le ſalſifis, la ſcorſonere, le chiendent, les herbes balſamiques, les panais, les aſperges, les pois, les carottes, les courges, les haricots, les cardes, les artichaux, le raifort, le pourpier, l'aubergine, & autres plantes qui ont de très-bonnes qualités, & dont les noms varient dans les différens climats.

Les fruits ont des qualités fort rafraîchiſſantes & laxatives, il faut en ſçavoir faire le choix; les meilleurs pour la ſanté, ſont les ceriſes, la fraiſe aſſaiſonnée, la figue, le raiſin, les amandes, les poires non-graveleuſes, la pomme reinette, la pêche dans du vin, &c. L'uſage de cette derniere, de même que des prunes & des melons, doit être modéré, & il eſt contraire à ceux qui ont l'eſtomach froid, comme les pituiteux, &c.

Des Animaux.

L'on retire un très-grand nombre de

remédes & d'excellentes nourritures de différentes eſpéces d'animaux.

Les animaux en général ſont plus ſujets à la corruption que les végétaux, tout y eſt plus en mouvement que dans les végétaux; les principes des animaux ſont moins fixes & plus volatils que ceux qui compoſent les végétaux; les animaux qui vivent d'autres animaux ont naturellement les principes plus exaltés que ceux qui vivent de végétaux.

Toute liqueur animale miſe ſur le feu, ſe gonfle, & monte comme fait le lait; ce qui prouve ſon principe huileux.

Il y a dans les animaux plus ou moins de ſalure, & elle différe dans les différentes eſpèces des animaux; tout tend chez eux à la volatilité, ſoit acides ou alkalis; la ſalure, dans la plupart des animaux, eſt de la nature du ſel ammoniac ou de celle du nître.

Les animaux ont différentes propriétés, pris pour alimens & pour médicamens, comme les principes dont ils ſont compoſés différent ſelon leur uſage, &c. Les jeunes animaux ayant les chairs plus tendres, ſont en général d'une digeſtion plus facile, & leurs principes étant moins exaltés, ils fourniſſent des alimens qui ne se corrompent pas aussi facilement que ceux que fournissent les vieux animaux; c'est pourquoi le poulet est plus sain & plus facile à digérer que la poule.

La chair des animaux qui se nourrissent d'autres animaux, est un aliment moins sain que ceux qui vivent de végétaux, comme la caille qui vit de végétaux, est plus saine que la bécasse qui vit d'animaux.

Les viandes noires sont moins saines que les viandes blanches; le liévre n'est pas si sain que le lapin.

Dans les différens animaux d'une espèce, il y a différence dans la nourriture; le veau rafraîchit, calme, est de difficile digestion pour certaines personnes, & lâche le ventre; le mouton au contraire, échauffe, agite, est de facile digestion, & resserre en général.

Les différentes parties des mêmes animaux donnent des alimens qui ont des propriétés différentes; les poumons sont un aliment différent de la chair, & la chair a des qualités différentes de celles des extrêmités, qui donnent une espèce de gelée qui adoucit les âcres.

La différente cuisson apporte encore de grandes différences dans les alimens par rapport à leur qualité ; on en a un exemple dans les œufs. Un œuf crud est laxatif, rafraîchissant & peu nourrissant ; lorsqu'il est cuit, il devient nourrissant ; s'il est plus cuit, il resserre & échauffe ; ce qui mérite un peu d'attention.

Parmi les animaux, les écrévisses & les grenouilles donnent une nourriture fort légere & fort saine.

Le goût des viandes assaisonnées, des vins & des liqueurs l'emportant sur les réflexions que l'on pourroit faire de l'utilité des végétaux qui sont moins agréables, & sur le choix d'une espéce de vin de bonne qualité dont l'on peut user modérément & bien trempé ; je dois prévenir ceux qui sont attaqués de la Goutte, qu'ils ne peuvent être trop circonspects dans le choix de leurs alimens : sans s'interdire l'usage des viandes & du vin, ils doivent s'attacher à la qualité, & l'assaisonnement le plus salutaire est le bouilli, le rôti, & le poisson frit ou grillé.

Du Lait.

Le lait adoucit insensiblement les âcres des humeurs ; il les corrige & en même tems les renouvelle, parce qu'il fournit une nourriture saine pendant que les vieilles

vieilles humeurs se dissipent peu à peu par les couloirs du corps.

Il y a des tempéramens auxquels le lait est contraire, tels sont les pituiteux, ceux qui ont beaucoup d'embonpoint ou dont les vaisseaux sont naturellement petits; il est pernicieux aux vaporeux, aux mélancoliques & à ceux qui n'ont pas les couloirs du bas ventre libres, comme ceux qui sont obstrués; il ne convient point aux épileptiques, à ceux qui ont des étourdissemens; le lait est incompatible avec la fièvre autre que celle de consomption, fièvre lente & pulmonique.

La meilleure façon de le prendre est de le faire bouillir, & d'y délayer un peu de miel de Narbonne ou de sucre, pour en faciliter la digestion.

x ce sentiment est contraire a celui du grand Boerhaave dans la matière médicale

Ceux chez qui il ne passe pas bien, le prennent coupé dans le commencement.

L'on ne doit point en faire usage sans s'y être bien préparé.

Le lait le plus nourrissant est celui de vache; ceux de brebis & de chévre tiennent le second rang, & celui d'ânesse est le plus séreux & le plus léger, il convient à la Goutte.

Le petit lait clarifié convient à ceux qui ont les humeurs âcres, échauffées & dépourvues de sérosités. Que les Goutteux ne se persuadent pas que le lait est un spécifique dans leurs maux; s'il procure des soulagemens à quelques-uns, il est contraire à plusieurs autres, ce que je prouverai dans l'histoire de mes Goutteux; d'ailleurs il ne suffit pas pour faire passer le lait, de s'y préparer & d'observer le régime dans les alimens; il faut que l'esprit soit tranquille & ne soit point agité par les passions de l'ame, comme le chagrin, la colère, la fatigue, la trop grande application, qui tous réunis ou séparés, augmentent l'âcreté du sang par la dissipation des esprits: l'on doit faire attention que le lait qui a de fort bonnes qualités, en a de très-pernicieuses dès qu'il est contrindiqué; son usage n'est donc pas indifférent.

Je me suis expliqué en peu de mots sur les différentes qualités des alimens & sur le choix que l'on en doit faire pour conserver la santé; je serai aussi bref dans la définition des minéraux, & je me contenterai d'en faire connoître les principes, afin qu'un chacun puisse connoître les inconvéniens qui réſultent de leur uſage dans la Goutte.

Des Minéraux.

Les minéraux ont des qualités plus ou moins actives & corroſives, & toutes les préparations chimiques n'enlévent point le principe ; ils fourniſſent de très-grands remèdes, mais il faut être très-prudent dans leur adminiſtration, & ils conviennent peu aux Goutteux.

Tous les Chimiſtes s'accordent à dire que les métaux ſont compoſés de ſoufre & de vif argent, parce que tous les deux ſe trouvent dans les mines joignant les métaux, & que d'ailleurs les métaux ſe réſolvent en l'un & l'autre principe.

Le ſoufre eſt une graiſſe endurcie dans les entrailles de la terre par la chaleur céleſte ; quand il n'a point paſſé par le feu, on le nomme ſoufre vif ; il vaut mieux que celui qui eſt artificiellement cuit au feu ; il eſt de ſubſtance terreuſe, aérée, capable de feu, pourvue de faculté déterſive, attirante & digérante, & d'odeur forte & déſagréable, de température chaude & ſéche ; il y en a de couleurs jaune, rouge, grise & rougeâtre.

Le vif-argent est une eau visqueuse assemblée avec une terre blanche très-pure; celui-là est comme germe paternel, & celui-ci comme semence maternelle des métaux qui se forment dans la terre.

Il y a six métaux; l'or, l'argent, le cuivre, le fer, le plomb & l'étain.

L'or est le plus parfait de tous les métaux, engendré de soufre rouge très-pur & très-subtil, & de mercure très-pur, rouge & non brûlant.

Le métal qui suit l'or en bonté, est l'argent procréé de vif argent pur & de soufre luisant & blanchâtre.

Le cuivre est un métal engendré de soufre rouge & épais, & de vif argent le même épuré; le fin cuivre est rouge & s'appelle rosette; les Latins l'appellent *cuprum*, *quasi Cyprium*, parce qu'il a été trouvé en l'Isle de Chypre.

Le fer est un métal engendré de vif argent le plus impur, mêlé avec soufre épais, crasseux & brûlant; le naturel se trouve aux mines en grains & en masse; on le fond aux forges, & on le met en forme de barres, plaques & lames,

L'acier, dit des Grecs, *chalibs*, eſt un fer qui de ſa nature eſt très-dur, & qui a été endurci par artifice.

Le plomb eſt un métal livide, participant de bien peu de blancheur, engendré de vif argent craſſeux & limoneux & de ſoufre impur.

L'étain eſt un métal compoſé en ſa ſuperficie de vif argent blanc, & au-dedans de vif argent rouge & de ſoufre; la mixtion de plomb & d'étain s'appelle biſmuth.

Je ne parle point des autres minéraux, comme l'antimoine qui fournit de grands remèdes & des ſels, comme le nître qui entre dans un nombre de préparations chimiques; je dis ſeulement que toutes ces préparations internes ou externes ont des qualités contraires à la Goutte.

Le grand nombre de remédes que la Chimie retire de ces différens métaux, des ſels, &c. ne paroiſſent point propres à l'humeur Goutteuſe; l'expérience le prouve bien mieux que les réflexions que l'on peut faire ſur leurs différens principes, quelque modification que l'on puiſſe leur donner.

Leur grande utilité ſe manifeſte chaque jour dans une infinité de maladies où ils sont indiqués ; c'est dans ces circonstances qu'il faut en connoître le mérite & s'attacher à leur usage.

Pour établir la supériorité des plantes que j'ai réunies en faveur des Goutteux, sur toutes les préparations chimiques, je ne veux citer que quatre ou cinq faits de pratique opérés par l'usage de ce reméde ; ils sont trop éclatans pour être ensevelis, & trop intéressans pour ne pas être vérifiés.

Si le Chimiste a eu le même avantage dans le traitement de cette maladie, l'humanité le presse de lui en faire part, afin que réunissant tout ce qui peut faire le bien des infortunés Goutteux, ils ne soient pas toujours réduits à des espérances frivoles & à des vœux impuissans.

Si ceux qui se plaisent à entretenir le préjugé s'obstinent encore à nier les faits les plus certains, qu'ils examinent avec attention la qualité des Goutteux & la fureur des maux qu'ils endurent ; un seul moment de réflexion les rendra sensibles & compatissants, & cette société aussi infortunée que respectable, ne trouvera plus de contradicteurs.

Premier fait de pratique d'un Goutteux perclus, deſſéché & moribond.

Etat de la maladie.

Je ſuis âgé de 52 ans, & la Goutte a commencé de me viſiter il y a 18 ans; mes premiers accès ont été aſſez ſimples & naturels, & j'avois des intervalles d'un an & même de dix-huit mois; dans les commencemens, l'on me ſeignoit & me purgeoit; mais depuis quatre ans, mon dernier accès m'a totalement eſtropié; j'ai les pieds enflés, & l'un eſt ouvert, jettant une abondance d'humeurs; mes genoux pliés ſont ſans mouvement, & je ſuis trouſſé & replié dans mon lit; il y a ſix moins que mon accès de Goutte fut accompagné d'une violente fièvre, l'on me fit pluſieurs ſaignées, l'on me donna les vomitifs, les purgatifs, & beaucoup de remèdes particuliers, tels que les diaphorétiques, les apéritifs, les abſorbans, tous les calmans, & cela ne me fit aucun bien; depuis ce temps je ſuis très-maigre & deſſéché, n'ayant aucun appétit, prenant même du bouillon avec peine; je ſuis privé du ſommeil & je ſouffre beaucoup. A Bourg

en Bresse, le premier Septembre 1757.
Fidéle de Meximieux.

Effets du Remède.

Je commençai votre tisane le 8 Septembre; le quinzième jour du même mois je repris l'appétit & le sommeil; le vingt-cinq dudit mois mes genoux se déplièrent, & je marchai dans ma chambre à l'aide de mes bâtons; le 4 du mois d'Octobre suivant je descendis au réfectoire, & dans le courant du même mois j'ai célébré la sainte messe, au grand étonnement de toute la ville; ma santé & mes forces augmentent chaque jour. A Bourg en Bresse le 10 Octobre 1757.
Fidéle de Meximieux.

Suffrage de la Ville de Bourg en Bresse.

Nous, Maire & Echevins de la ville de Bourg en Bresse, certifions que le fait de pratique ci-dessus cité est conforme à la vérité, & que nous sommes témoins de l'état où la Goutte avoit réduit le R. P. Fidéle de Meximieux, & du bon effet du remède de M. de Mongerbet, opéré sous nos yeux: en foi de quoi nous lui avons donné le préſent certificat & appoſé le ſceau de nos armes. A Bourg en Breſſe, le 10 Octobre 1757. Signé à l'original, *Cabuchet Maire, Pochet Syndic, Dupuy Procureur du Roi, Duclos Greffier.*

Second fait de pratique d'un Goutteux âgé de 60 ans, perclus & courbé.

Etat de la maladie.

La Goutte m'ayant tourmenté ſucceſſivement & par intervalle, depuis 20 années, ſe jetta ſur les genoux, les pieds & les vertèbres, me privant du mouvement & me tenant recourbé; cette ſituation conſtante depuis cinq ou ſix ans, me laiſſoit peu de repos, & je ſouffrois les douleurs les plus aiguës; j'avois les jambes ouvertes depuis plus de deux ans, & il en ſortoit une ſéroſité rouſſe fort âcre & abondante : j'ai fait un grand nombre de remèdes; tels que ſaignées, vomitifs, purgatifs, ſudorifiques, &c L'on m'a ordonné différens topiques; tous ces ſecours paroiſſent avoir augmenté mes maux. A Pontdevaux en Breſſe, ce 10 Octobre 1757, *Bajard.*

Effets du Reméde.

Dans la cruelle situation où j'étois, j'ai eu recours à la tisanne de M. de Mongerbet & j'en ai fait usage pendant un mois; dans la quinzaine mes douleurs se sont calmées, & j'urinois beaucoup; à la fin du mois j'ai été en état de marcher, appuyé d'une canne, n'étant plus aussi recourbé que précédemment: ce Médecin me faisoit fomenter le dos tous les soirs avec le baume du Samaritain, où l'on faisoit bouillir quelques herbes & un nouet de corne de cerf. A Pontdevaux ce 12 Novembre 1757, *Bajard.*

Suffrage de la Maison de Ville de Pontdevaux.

Nous, Echevins de la Maison de Ville de Pontdevaux en Bresse, certifions que le fait de pratique cité par M. Bajard, Marchand de cette ville, est conforme à la vérité, & qu'il a été opéré par la tisanne de M. de Mongerbet, ce que nous avons vérifié chez le le malade. A Pontdevaux en Bresse, ce 13 Novembre 1757, ſigné à l'original; *Drevet Bailli, Vincent Greffier.*

Troiſieme fait de pratique d'un Goutteux perclus depuis douze ans.

Etat de la maladie.

La Goutte me fit reſſentir ſes horreurs à l'âge de trente ans & me laiſſoit tranquille une année entiere, ne paroiſſant qu'à la fin de chaque année; ayant parcouru toutes les articulations, elle s'eſt fixée depuis douze ans, & depuis ce tems elle a réflué dans l'intérieur, & n'a épargné aucun viſcére, & enfin m'a mis dans un état difficile à exprimer; apoplexie, paralyſie, eſquinancie, inflammation de poitrine, coliques d'eſtomac, des inteſtins, ardeurs & rétentions d'urines, &c. tous ces fâcheux accidens ſe ſont fait reſſentir ſucceſſivement, & augmentent par les effets des remèdes que j'ai employés; je n'en ai oublié d'aucune eſpèce, & je ſuis ſans repos, ne pouvant ſortir de mon lit depuis bien des années. A Fribourg en Suiſſe le 24 Avril 1758. *Henri Hault, Imprimeur de la République.*

Effets du Remède.

L'état affreux où j'étois réduit par la Goutte, excita la commisération de M. Malliard de Romont, qui connoissoit par expérience la tisanne de M. de Mongerbet; il me la conseilla, & j'en fis usage avec succès; elle adoucit beaucoup mes maux, me donna de la force, je quittai mon lit & fus en état de me promener dans ma chambre; le remède m'ayant manqué par l'éloignement, j'ai été forcé de l'interrompre A Fribourg en Suisse, en Juillet 1758. *Henri Hault, Imprimeur de la République.*

Quatrième fait de pratique d'une Goutte à l'estomac. A l'Auteur.

L'inutilité d'un nombre de remèdes que j'ai pris pour le soulagement de ma Goutte m'avoit décidé de n'en faire jamais plus d'usage; je vous dirai seulement que tous mes accès actuels sont très-violens; ils se portent à l'estomac, & me font appréhender pour mes jours. Un Médecin d'Annecy m'ayant promis un ſoulagement marqué dans l'effet de ſes remèdes, je lui offris, en cas de réuſſite, un ſecret contre l'épilepſie que me donna un Chirurgien-Major, étant au ſervice d'Eſpagne; je vous en rendrai le maître ſi votre tiſanne change ma ſituation; je me décide à la prendre malgré les inſtances de ma famille, étant perſuadé que vous ne l'annonceriez pas, ſi elle avoit quelque choſe de dangéreux. A Fribourg en Suiſſe, en Avril 1768. *De Maillard de Romont, Bailli de Farvaigny.*

Effets du remède.

Je vous tiendrai ma promeſſe, & dès que je retournerai dans ma terre de Romont, je vous enverrai mon ſecret contre l'épilepſie; je me trouve fort bien de l'uſage de votre tiſanne; je vous prie de m'en renvoyer; long-tems après l'avoir finie, j'ai eſſuyé un accès de Goutte, il a été bien plus court & plus doux que les précédens; il ne s'eſt point fait reſſentir à l'eſtomac qui étoit devenu ſon ſiége ordinaire; j'en ſuis fort content, &c. A Fribourg en Suiſſe, en Juillet 1758. *De Maillard de Romont, Bailli de Farvaigny.*

Lettre du même à M. le Comte d'Affri, Ambaſſadeur en Hollande.

Monſieur,

Je ſçais que la Goutte ne vous épargne pas plus que moi, j'ai fait uſage de la poudre balſamique de M. de Mongerbet, Médecin de Breſſe, qui eſt actuellement à Paris; je m'en ſuis très-bien trouvé, ce remède n'échauffe point, on en fait une tiſane qui eſt agréable; je ſuis bien aiſe de vous en donner avis, & vous prie de protéger ce Médecin à la Haye où il voudroit ſe faire connoître. J'ai l'honneur d'être, &c. A Fribourg en Suiſſe. *De Maillard de Romont, Bailli de Farvaigny.*

Cinquiéme fait de pratique d'un Goutteux perclus.

Etat de la maladie.

La Goutte a commencé de ſe faire reſſentir chez moi dès l'âge de 30 ans, & les accès ont été très-vifs & très-fréquens; le dernier accès me rendit perclus de tous mes membres, ne pouvant aller de mon lit dans un fauteuil, & cette triſte ſituation dure depuis ſix années conſécutives; je ne peux me rappeller les différens remèdes que j'ai employés inutilement, &c. A Gex près Genève, en Avril 1760. *Poncet.*

Effets du remède. A l'Auteur.

J'ai reçu vingt priſes de votre poudre balſamique pour faire vingt bouteilles de tiſanne que j'ai bû avec les précautions & le régime que vous m'avez conſeillés; j'ai reſſenti de très-bons effets de ce remède en peu de jours; la troiſième ſemaine de ſon uſage, j'ai été en état de me promener par ma chambre; j'en ſuis à la ſixième ſemaine & à la fin de la tiſane; je me promène par la ville & j'ai déjà monté deux fois à cheval; je vous remercie de ces bonnes herbes qui m'ont fait un ſi grand bien, je voudrois en avoir encore : j'inſtruirai les Goutteux de nos cantons, de la bonté de ce remède, toute la Ville eſt ſurpriſe de ſon effet, &c. A Gex près Genève, en Juillet 1760. *Poncet.*

Sixieme fait de pratique d'un Goutteux perclus. A l'Auteur.

Etat de la maladie.

Je ſuis dans les fers de la Goutte depuis près de trente ans, ayant des accès plus ou moins violens, & des intervalles de ſix mois & quelquefois d'une année ; il y a dix ans que je ſuis dans une ſituation fort triſte d'un remède que l'on me fit dans ce tems; le grand nombre de ceux que l'on m'a enſuite preſcrits ne m'a pas été plus favorable; je marche avec peine à l'aide de mes bâtons, & j'ai les doigts des mains pliés, ce qui m'a fait quitter mon miniſtère : voilà quelle eſt ma ſituation ; ſi votre remède pouvoit un peu adoucir mes maux, vous me rendriez le plus grand ſervice, & ce ſuccès étendroit votre réputation dans cette Province, &c. A Argentan en Normandie, en 1760. *Le Vicaire de l'Hôtel-Dieu d'Argentan.*

Effets du remède.

Votre tiſane a agi ſur moi avec tant de ſuccès, que je vous en dois des remercimens, mon état actuel eſt bien différent; mon dernier accès de Goutte n'a point été auſſi vif, j'ai les mouvemens des pieds & des mains beaucoup plus libres, je marche & je célébre la ſainte Meſſe; je montai à cheval la ſemaine derniere & fis ſix lieues d'une ſeule traite, ce qui m'a un peu fatigué; je me purgerai ſuivant votre avis : nos Dames de l'Hôpital ſe chargeront de la diſtribution de votre remède ſi vous le ſouhaitez; honorez-moi d'une réponſe, &c. A Argentan en Normandie, en Mars 1761, *Vicaire, Prêtre de l'Hôtel-Dieu d'Argentan.*

Septieme fait de pratique. Etat de la maladie, & effets du remède.

J'ai eſſuyé différens accès de Goutte, & celui que je viens d'éprouver a été le plus violent; l'humeur s'eſt portée à la veſſie, me cauſant des maux inexprimables, accompagnés d'une rétention d'urine; j'ai fait appeller M. de Mongerbet, qui après une ſaignée du pied, m'a ordonné ſa tiſane; le ſoulagement qu'elle m'a procuré a été auſſi prompt que ſurprenant; quelques heures après en avoir fait uſage, j'ai uriné, ma Goutte s'eſt portée aux genoux, & j'en ai peu ſouffert, dont j'ai donné le certificat audit ſieur de Mongerbet. A Paris, à l'Hôtel d'Orléans, en Avril 1761. *Le Chevalier de Fuma, ancien Capitaine au Régiment Lyonnois & Officier d'Invalides, à l'Hôtel.*

Huitiéme fait de pratique. Etat de la maladie, & effets du remède.

J'avois reſſenti quelquefois des douleurs aux pieds auxquelles je faiſois peu d'attention; m'étant purgé le ſoir, la Goutte ſe déclara au pied gauche avec des douleurs que je ne pouvois ſupporter; j'eus recours à la tiſane de M. de Mongerbet, qui calma mes douleurs le même jour, & le ſurlendemain j'eus aſſez de force pour ſortir & vaquer à mes affaires; je communiquai cet événement à M. Bori, Docteur-Régent de cette Ville, qui connoiſſoit ce remède, il n'en fut point ſurpris & m'en conſeilla l'uſage. A Paris, en Mai 1761. *Hallaire, Secrétaire de M. le Prince de Soubiſe.*

Neuvième fait de pratique. Etat de la maladie, & effets du remède.

Etant à Paris à la ſuite d'un Procès, je fus attaqué d'un accès de Goutte au pied, au genou & à la hanche du côté droit. Un Empyrique me promit de me guérir, & me frotta les parties malades d'un baume verd; le ſecond jour de ſes frictions, les douleurs augmenterent conſidérablement, & la Goutte ſe porta à la poitrine avec un déchirement affreux; j'eus recours à M. de Mongerbet qui m'ordonna ſa tiſane; en deux jours tous ces fâcheux ſymptômes diminuerent & ſe diſſipèrent totalement dans l'eſpace de huit jours, dont je lui ai donné le préſent certificat. A Paris, en Mai 1761. *Morier de Monbriſont, chez M. Faux, Loueur de Carroſſes, rue des Tournelles, quartier S. Antoine.*

Rhumatiſme Goutteux. Fait de pratique.

J'étois attaqué d'un rhumatiſme Goutteux depuis dix années; il n'avoit épargné aucune partie extérieure & s'étoit fixé particulierement aux épaules, aux bras & aux jambes ; les douleurs que je ſouffrois étoient inconcevables ; je fis uſage de tous les remèdes intérieurs, des eaux, des bains, & enſuite des cornets par leſquels on me tira une grande quantité de ſang ; tous ces ſecours étant inutiles, je me confiai à différens Empyriques, ce qui augmenta mes maux ; ayant oui parler de la tiſane de M. de Mongerbet, j'allai le conſulter & commençai ſon remède dont je fis uſage pendant un mois ; il changea ma triſte ſituation, rétablit mes forces, calma mes douleurs, & m'a mis en fort bon état, dont je lui ai donné mon certificat. A Paris ce 30 Octobre 1760. *Borel Rogard, à l'Hôtel Narbonne, rue Thérèſe.*

Goutte ſciatique. Fait de pratique. Certificat de Chirurgien.

Je ſouſſigné déclare que le ſieur Suzey, Marchand, demeurant au Fauxbourg de la Ville de Pontdevaux en Breſſe, étant attaqué d'une Goutte ſciatique qui occupoit les cuiſſes & les jambes depuis dix-huit mois, & l'empêchoit de marcher, s'adreſſa à moi pour le guérir,

& me fit le détail d'un grand nombre de remèdes qu'il avoit pris ſans ſuccès; je lui conſeillai de s'adreſſer à M. de Mongerbet qui étoit de retour de Paris depuis quelques jours; ce Médecin me confia le traitement de ce malade, & me laiſſa vingt priſes de ſa poudre balſamique pour faire vingt bouteilles de tiſane pendant ſon abſence; je me conformai à ſon ordonnance & l'adminiſtrai audit Suzey, qui en a été guéri & marche très-librement. A Pontdevaux en Breſſe, ce 20 Juillet 1761. *Jacquet, Maître en Chirurgie.*

Rhumatiſme Goutteux. Fait de pratique; Certificat d'un Médecin de Montpellier.

Nous, ſouſſigné Docteur en Médecine de l'Univerſité de Montpellier & y demeurant, certifions avoir employé le reméde de M. Chavy de Mongerbet, Médecin, pour Mademoiſelle Marthe âgée de 24 ans, attaquée d'un rhumatiſme depuis dix-huit mois, dont les ſymptômes étoient, douleurs très-aigues, laſſitudes, tremblemens, difficulté de marcher, &c. elle avoit employé pluſieurs remèdes ſans aucun ſuccès ; celui de M. de Mongerber que je lui adminiſtrai, coupé avec un peu de bouillon, produiſit de bons effets, & paroiſſant un peu l'échauffer, je le coupai avec du petit lait ; ce qui calma tous ces ſymptômes, fit ceſſer les tremblemens, & lui procura le retour de ſes règles, ce qui en fit ſuſpendre l'uſage ; elle s'en eſt très-bien trouvée, & eût été guérie radicalement, ſi elle l'eût continué ; elle a repris l'appétit & l'embonpoint, ſes couleurs ſont devenues naturelles, &c.

Donné à Montpellier ce 14 Avril 1762, ſigné *Coulas D. M.*

Ce petit nombre de faits eſt aſſez intéreſſant & eſt plus que ſuffiſant pour donner une juſte idée des vertus de mon remède; un plus long détail ſeroit trop recherché & ennuyeroit plus qu'il n'inſtruiroit; c'eſt dans ſa compoſition qu'il faut rechercher les cauſes de ſes effets, & c'eſt ce que je vais bientôt démontrer.

J'ai dit dans la Préface que l'abeille avoit occaſionné ma découverte par les réflexions que j'avois faites ſur ſa nourriture & ſur le produit de ſon travail, & par les comparaiſons de toutes les recherches inutiles tirées des trois règnes.

Le règne minéral nous a produit des préparations en tout genre, & nous n'en connoiſſons aucune qui convienne aux Goutteux.

Le règne minéral a été épuiſé; l'on a employé les plantes de toute eſpèce; elles ont été réunies aux préparations minérales; quel avantage en ont retiré les infortunés Goutteux!

Dans le règne animal, l'on a employé les graiſſes, le ſang & les extrêmités; les animaux ont été égorgés & appliqués ouverts & encore chauds ſur les parties malades; l'on a pulvériſé ceux qui avoient les qualités les plus actives & les plus pénétrantes : tous ces ſecours ont été infructueux.

Les eaux minérales, chaudes ou froides, ont été preſcrites de toutes façons, & le plus ſouvent au déſavantage des Goutteux.

Tous ces ſecours variés ayant été infructueux, il faut examiner ſans partialité ſi celui que je propoſe, après l'avoir ſouvent employé, eſt d'une nature différente, & ſi dans ſa ſimplicité il peut procurer des avantages réels à la ſociété,

Tiſane dite balſamique, & ſa compoſition.

Mellificant apes, nutriuntur floribus & pro ſpecierum ſelectâ, hic liquor percipitur plùs minùsve idoneus.

Hæc eſt obſervatio naturæ ſimplicis, nullo ſubdita incommodo, experientiis firmata, & tùm genere compoſiti, tùm effectûs manſuetudine podagrorum ſpes tutiſſima.

La compoſition de ce remède, eſt une combinaiſon des fleurs dont ſe nourriſſent les abeilles, & de différentes plantes dépuratives, qui par leur réunion & un mélange proportionné, augmentent les effets des premieres, & les rendent propres à différentes eſpèces de Goutte, en les ordonnant ſous différentes formules, & relatives à chaque qualité de cette humeur.

L'idée générale, mais claire & diſtincte que je donne de cette compoſition, eſt ſuffiſante pour raſſurer le public & le détromper de ſes préjugés; j'en viens à l'explication.

Je choiſis dans les vergers & les jardins, les fleurs les plus adouciſſantes,

telles

telles que celles des cerifiers, poiriers, pommiers, pruniers, pêchers, &c. la violette, la roſe, l'œillet, les fleurs d'orange, les doux aromates, la bugloſſe, la bourrache, &c.

Dans la claſſe des ſtomachiques & des fébrifuges, je prends les racines d'énula campana & de grande conſoulde, la gentianne, l'ariſtoloche, le contrayerva, les centaurées, l'abſynte, &c. Dans la claſſe des céphaliques & diurétiques, les fleurs de tilleul, de muguets bleux, de pivoine, de ſouci, de bétoine, de verge d'or, de geneſt, de mauve, de chardon beni, de ſcolopendre, &c. Dans celle des carminatifs & dépuratifs, les fleurs de mélilot, de camomille, d'anis, d'aneth, de carvi, le creſſon d'eau, la fumeterre, le cerfeuil, le céleri, la chicorée ſauvage, la ſcrofulaire, &c. & dans celle des émolliens & des rafraichiſſans, les quatre ſemences froides majeures; les ſommités de mauves, d'épinards, d'ozeille, de pimprenelle, de plantin, de pſyllium, d'arroche, &c.

Je fais mes collections dans les ſaiſons propres à chaque eſpèce, & je fais ſécher les fleurs à l'ombre, & les plantes les plus grossieres sont exposées pendant quelques heures à un soleil modéré, pour en faire évaporer la premiere humidité.

Cette combinaison n'est pas la seule attention qu'il faut apporter dans la composition de ce remède; ses effets dépendent d'une juste proportion des différentes doses; un mélange hazardé & dénué de tout principe, seroit le plus souvent très-infructueux.

Observation sur mon remède.

J'ai dit que la base de ma découverte étoit le fruit de mes réflexions sur la production du miel; la comparaison que j'ai faite de l'âcreté de l'humeur Goutteuse, & de mes moyens combinés, m'a paru bien fondée, & les effets m'en ont convaincu; je n'en offre point d'autre preuve que ma constance dans un travail si fort combattu par le préjugé & où j'étois seul contre tous, si l'on en excepte quelques Médecins & Chirurgiens très-distingués à Paris & à Montpellier, à qui j'en confiai la composition, & qui ne la désapprouverent point, quoiqu'ils n'en eussent qu'une idée générale &

confuſe ; ce qui les engagea à me repréſenter qu'il falloit y apporter plus d'ordre & de préciſion pour raiſonner ſur ces moyens.

Si quelque cenſeur me reproche que ce remède eſt trop compoſé, je réponds premiérement, que la thériaque, le mitridat, & tant d'autres remèdes que l'on peut lire dans une Pharmacopée, le ſont beaucoup plus & produiſent de très-grands effets dans une infinité de maladies, ce qui eſt conſtaté par l'expérience ; ſecondement, que l'abeille ne ſe nourrit pas du ſuc d'une ſeule fleur, & que la bonté de ſon miel dépend du choix dans le grand nombre des eſpèces, ce qui en établit la néceſſité ; troiſiémement, que ce remède eſt auſſi ſimple & naturel dans ſa compoſition que dans ſes effets, ſoit par la réunion des parties qui ſe communiquent des vertus mutuelles & forment un tout balſamique & corroboratif ; ſoit par la façon de le préparer, de le doſer, & le faire ſécher pour lui conſerver toutes ſes facultés, & enfin, que la Goutte dont les ſymptômes ſont auſſi variés qu'irréguliers, ne peut être combattue avec ſuccès que par un remède qui réuniſſe à la douceur de son action, un effet marqué sur la totalité des humeurs.

La vertu la plus essentielle de mon remède consiste dans une juste combinaison des doses de chaque simple; sans cette attention les effets seroient aussi équivoques que le raisonnement seroit embrouillé & confus; tout dépend de la justesse des proportions.

Il faut aussi un soin particulier pour l'exsiccation; les fleurs seront séchées à l'ombre, & les racines & plantes grossières seront exposées au soleil pendant un ou deux jours pour faire évaporer la premiere humidité; le reste du tems elles sécheront à l'ombre.

Cette opération étant achevée, l'on fait un mélange du tout, & on le tient fermé dans un lieu sec, ce qu'il faut renouveller toutes les années.

Voilà, mon cher lecteur, quelle est la composition exacte de ce remède dont j'ai annoncé la simplicité dès le commencement, & que la crainte & le préjugé ont toujours rendu suspect. Jouissez du fruit de mes veilles, & ne confondez plus avec cette foule d'hommes à secrets, qui aussi peu jaloux de leur réputation que du bien de la société,

Cette façon de parler sent bien le charlatanisme [illegible] difficultés [illegible] sans dire rien d'instructif [illegible] comme il a supposé les [illegible] différentes page 98. [illegible]

n'ont d'autre objet que celui de la fortune, dont ils augmentent les moyens en donnant à leurs remèdes des propriétés générales, en citant des faits preſque miraculeux, & conſeillant leur uſage aux perſonnes de tout âge, de tout ſexe & de toute ſorte de tempéramens, dont ils ſont ſouvent auſſi peu en état de diſtinguer les différences, que de rendre raiſon des effets deſdits remèdes. Voyons à préſent comment j'employe ma poudre balſamique dans les différentes eſpèces de Goutte, & dans les rhumatiſmes & ſciatiques.

Uſage de mon remède.

Quoique la Goutte ſoit connue ſous une ſeule dénomination, le traitement doit être relatif à la qualité de l'humeur & à la différence des tempéramens.

Dans la Goutte chaude avec un tempérament ſec & bilieux, je preſcris ma poudre balſamique en tiſanne; j'augmente la doſe de l'eau pour chaque priſe, & je la fais couper avec un peu de bouillon ou de lait, s'il paſſe bien & ſi le malade ſe ſoumet à un régime convenable.

[illegible] que l'ouvrage auroit du [illegible] car a quoi bon la description du mal sans les moyens de le detruire, puisque selon lui tout depend de ce qu'il n'a pas exposé qui sont ces differentes doses proportionnées,

Dans la Goutte froide, j'ordonne la tiſanne toute pure ſans rien retrancher de la doſe.

Dans la Goutte compliquée, j'aſſocie ma poudre à quelques antivénériens, aux anti-ſcorbutiques, aux anti-ſcrofuleux ou autres remèdes relatifs à la qualité du virus compliqué avec la Goutte, & fais attention au régime le plus propre à un chacun.

Dans ces différentes compilations dont je viens de parler; je l'ordonne encore en opiate, l'enveloppant dans du bon ſavon, ou dans de la térébenthine, ou dans quelque ſyrop convenable.

Comme il n'eſt pas poſſible de prévoir tous les cas, je me contenterai d'indiquer la méthode générale que j'employe pour former ma tiſanne ou mon opiate, dont voici la formule.

Tiſanne.

Dans la Goutte ſimple, j'ordonne ma tiſanne avec les ſimples ſans aucune addition.

Prenez une priſe de mes ſimples que vous ferez bouillir un quart-d'heure dans une caffetière contenant chopine d'eau mefure de Paris ; retirez-la du feu, y ajoutant un peu de fucre candi ou de miel de Narbonne, après l'avoir paffé par un linge.

L'on en prend tous les matins en maniere de thé, hors des accès, pendant quelques jours, & pendant les accès l'on en boit plufieurs gobelets dans la journée.

C'eft en me confultant que je décide la façon dont il faut la prendre, n'étant pas poffible de donner une ordonnance générale, & qui ne feroit d'aucune utilité à un nombre de goutteux, par la différence de l'humeur & des tempéramens, & même par l'inégalité de l'air & des climats.

Lorfque la Goutte eft compliquée, j'ordonne mon remède fous la forme des opiates que je fais envelopper dans du favon, ou du miel, ou quelque fyrop approprié, y ajoutant quelque remède convenable à l'humeur dominante.

Opiate.

Prenez un morceau du meilleur favon de Venife ou du favon blanc choifi, faites-le fondre dans un peu d'eau fur un réchaut ; jettez-y ensuite quelques prises de ma poudre, remuant toujours pendant un quart-d'heure, jusqu'à ce que le tout soit en consistance d'opiate, gardez-le dans un pot pour l'usage.

Dans les cas où le savon n'est pas indiqué, j'y substitue un syrop approprié ou la térébenthine fine, dans lesquels j'incorpore quelques prises de madite poudre.

L'on en prend tous les matins une drachme à jeun, buvant par-dessus un bouillon, ou un gobelet de tisanne, appropriés au vice particulier du sang.

Rhumatismes & Sciatiques.

Dans les rhumatismes & sciatiques, simples, je prescris les saignées & les purgatifs propres à chaque tempérament, & je conseille l'usage de ma tisanne à laquelle je réunis la squine, la salsepareille, la corne de cerf rapée, &c.

Dans les rhumatismes goutteux & sciatiques invétérés, j'ordonne mes simples dans une légère décoction des bois auxquels j'ajoute les hermodaëtes, & un nouet d'antimoine ou autres remèdes convenables ; & enfin, je prescris mon remède en tiſanne ou en opiate, ſimple ou composé, ſuivant le détail que me fait le malade, & les connoiſſances qu'il me donne de la qualité de ſon ſang & de ſon tempérament; j'interdis l'uſage de la ſaignée du bras dans la Goutte, & permets quelquefois celle du pied, ſur-tout dans la Goutte remontée.

Je conſeille l'uſage des plus doux purgatifs ſans en faire un abus; il doit être proportionné à l'âge, aux forces & au genre de vie du malade.

Je repréſente l'utilité d'un doux exercice de la récréation, &c. & les ſuites dangereuſes de toute eſpèce de diſſipations du corps & de l'eſprit.

Et enfin, je m'attache à tous les moyens les plus doux & les plus propres à corriger la qualité d'un ſang aigri par le virus goutteux, ſimple ou compliqué.

Correctif de la Manne.

Prenez une priſe de mes ſimples pulvériſées, une pincée de coriande, & la moitié d'une pomme reinette, ou bien une tranche de citron; faites-les bouillir un inſtant dans un grand gobelet d'eau; faites-y fondre enſuite une once & demie ou deux onces de manne ; passez le tout par un linge & le prenez à jeun, buvant une heure après un couple de bouillons faits à moitié, ou de bouillons de veau, ou quelques tasses de thé.

La manne perd son goût désagréable par le moyen de mon remède qui en augmente les effets, & la rend propre dans une infinité de cas où l'on peut en rép ter l'usage sans craindre d'en être échauffé ; ce qui convient particulierement aux goutteux, aux femmes, aux enfans, &c. & à ceux qui ont des dartres invétérées.

Cette découverte est une des plus intéressantes par la répugnance naturelle pour la manne, qui est un des plus doux remèdes de la Médecine, & un des plus nécessaires ; & par le grand nombre de maladies qu'occasionne ce dégoût, telles qu'obstructions & maladies chroniques de différentes espèces ; ce qui provient le plus souvent du peu de soin que l'on a de se purger particulierement dans les convalescences où un doux purgatif réitéré entraîne le reste des mauvais sucs qui troublent les digestions, passent dans le sang dont ils épaississent ou corrompent la masse, & détruisent des reſſorts déjà trop affoiblis par la maladie précédente.

Je finis cet ouvrage en prévenant les Goutteux, que toujours attentif à tout ce qui peut leur être le plus avantageux, je ferai toutes les années une collection exacte & recherchée de mes ſimples.

L'expérience m'a appris que la Goutte demandoit un traitement conforme à ſa qualité, & que mon remède étoit en état de remplir ces différentes indications en l'ordonnant relativement à chacun.

La priſe étant d'un petit volume, l'on peut l'envoyer par la poſte, ce qui ne ſera que celui de deux onces au plus, en ne ſéparant point les priſes que chacun aura l'attention de régler : cette voie eſt la plus prompte & la plus convenable aux malades; la priſe eſt d'une drachme.

Toutes mes correſpondances précédentes devenant inutiles par l'arrangement que je prends, mon remède ne ſe trouvera plus que chez M. Blanc, Baigneur, rue de l'Arcenal, à Lyon, & à mon adreſſe ordinaire, chez M. de la Font, petite rue S. Roch, quartier Montmartre, à Paris; & chez M. de Jolival, à Versailles.

Je laisserai à la poste les Lettres que l'on n'aura pas le soin d'affranchir.

Les heures que je consacre au public pour la consultation, sont, de onze à une heure, & de quatre à cinq heures du soir.

Je ne ferai plus un objet de commerce de mon remède, & il sera donné gratuitement; comme il ne peut être administré utilement sans me consulter, je ne l'ordonnerai, ou ne l'enverrai, qu'après de justes précautions, parce que la Goutte & les tempéramens ne sont pas uniformes. Je me bornerai à mes honoraires de consultations.

Il est inutile de priver le Public des momens qui lui sont consacrés, en m'accablant de lettres, pour me demander le prix de mes honoraires, qui sont ceux d'un Médecin, & que je conformerai aux facultés des particuliers.

FIN.

TRAITÉ
SUR
LES HERNIES,
OU
DESCENTES
ET
ACHEMENT DE MATRICE
ET DU FONDEMENT.

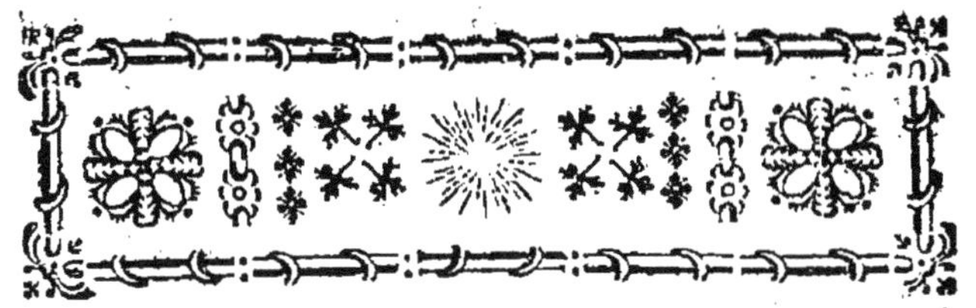

DES HERNIES EN GÉNÉRAL.

LEs hernies ſont des tumeurs qui arrivent au nombril, aux aînes & au ſcrotum ; elles ſont occaſionnées par la deſcente des inteſtins ou de l'épiploon.

Les hernies du nombril ſe nomment ombilicales ; celles des aînes ſont dites inguinales ou bubonoceles, & celles du ſcrotum oſchéoceles.

Les hernies différent encore par la différence des ſubſtances, telles que l'hydrocéle formé par un amas d'eau dans ces parties ; le pneumatocele reconnoit des vents, le ſarcocele eſt une tumeur charnue, &c.

Je ne m'étends point ſur ces eſpèces de hernies improprement dites ; mon objet eſt le traitement des véritables hernies, & mon ſpécifique n'agit point ſur les autres ; il eſt donc inutile d'en donner de plus longues définitions.

Les hernies ſont plus ou moins groſſes, plus ou moins fixes, & plus ou moins faciles à replacer.

Quelquefois les parties déplacées ſont tellement enfermées par un reſſerrement qui les étrangle, ou par l'inflammation, que les vents & les excrémens n'ont aucun paſſage.

Il y a des hernies ſans douleurs, & dans d'autres elles ſont ſi aigues, que tout le corps eſt en ſouffrance, & elles produiſent des vomiſſemens & des ſymptômes funeſtes.

L'exomphale ou hernie umbilicale eſt produite par le relâchement ou la foibleſſe du péritoine près le nombril qui occaſionne le déplacement de l'inteſtin ou de l'épiploon, ou de tous les deux à la fois; ce qui forme une tumeur de différent volume & quelquefois un reſſerrement avec étranglement de l'inteſtin; ce cas eſt très dangereux par la gêne des vaiſſeaux ſanguins, & produit des ſymptômes fâcheux.

Quand l'air s'introduit dans cette partie, il forme la hernie venteuſe & occaſionne les mêmes ſymptômes.

Cette tumeur de l'umbilic différe ſouvent par ſa figure; elle eſt plate ou élevée en pointe, & elle s'étend au-deſſus & au-deſſous & au côté du nombril, à proportion de la ſubſtance qui s'y eſt introduite, & du degré de relâchement du péritoine.

La hernie ventrale a beaucoup de rapport à celle de l'umbilic ; elle occupe un plus grand volume, parce que le péritoine y est plus relâché, & elle est moins dangereuse que l'umbilicale.

La hernie inguinale ou bubonocele, est la chûte de l'intestin ou de l'épiploon dans les aînes, toujours occasionnée par le relâchement ou le déchirement du péritoine ; si la tumeur est dans l'intérieur de la cuisse, on la nomme fémorale.

Quand cette tumeur est produite par l'air dans cette partie, elle se remet assez facilement.

La hernie du scrotum, dite scrotale, est vraie ou fausse ; quand elle est produite par la descente des intestins dans le scrotum, on la nomme hernie vraie ; si c'est par des humeurs peccantes de différentes espèces, elle a différentes dénominations ; telles que hydrocele par un amas d'eau ; sarcocele, par une tumeur charnue, varicocele, par le gonflement des veines spermatiques, pneumatocele par des vents ; hematocele, par du sang, &c.

La hernie scrotale, vraie, se divise en enterocele, en épiplocele, & en entero-épiplocele ; l'enterocele est la chûte de l'intestin dans les bourses, dites scrotum ; l'épiplocele est la chûte de l'épiploon; & l'entéroépiplocele est la descente de tous les deux : ce dernier est plus rare & moins dangereux.

Le plus commun est l'entérocele ou chûte de l'intestin seul, qui n'est autre chose qu'une tumeur contre nature qui provient de la descente des intestins par l'anneau des muscles de l'abdomen, & la production du péritoine dans le scrotum.

Les hernies vraies reconnoissent pour cause générale le relâchement ou le déchirement du péritoine, dit membrane de l'abdomen, & le rélâchement ou déchirement des anneaux.

Ces accidens sont occasionnés par leur tissu lâche ou spongieux, par des chûtes violentes, par le poids de quelque fardeau, par des efforts, des sauts, des cris & des vomissemens, ou par quelques coups dans ces parties.

Le diagnostic de ces maladies est assez difficile, parce que l'on ne distingue pas toujours exactement si l'intestin est descendu seul, ou s'il est uni à l'épiploon ; l'on confond même très-souvent les hernies fausses avec les vraies, par le rapport de plusieurs de leurs symptômes, particulierement dans le pneumatocele ou hernie venteuse.

Le prognostic des hernies vraies n'est

pas aussi équivoque ; les hernies commençantes sont plus susceptibles de guérison que celles qui sont invétérées ; il en est de même de celles des enfans & des jeunes gens que l'on guérit souvent ; mais très-rarement celles des adultes : les hernies qui tiennent peu de volume, celles qui sont sans douleur & qui ne sont point adhérentes, sont moins dangereuses que celles qui sont fort étendues, qui sont accompagnées de douleurs, &c. Les plus dangereuses de toutes sont celles qui sont avec resserrement & étranglement, & qui occasionnent des vomissemens, des douleurs générales, &c ; elles sont fréquemment suivies d'inflammation, de coliques violentes dites *miserere*, de sueurs froides, & de gangrêne. Ces définitions abrégées suffisent pour donner une idée générale des hernies vraies ; un plus long détail formeroit un ouvrage : & c'est ce que je veux éviter.

Mon intention est de faire connoître exactement le cas où le reméde peut agir avec succès & procurer des cures radicales, soit dans les hernies vraies, soit dans les relâchemens de matrice & du fondement, tout le reste étant étranger à mon objet.

Je dois éviter la confusion & mettre

le public en état de profiter des moyens assûrés que je lui propose.

J'en viens à ma méthode curative par le moyen du spécifique que je propose, & qui a opéré, depuis plusieurs années, les guérisons les plus surprenantes; il faut avant son usage réduire les parties & les remettre à leur place, après leur avoir ôté les corps étrangers, comme les pessaires, &c.

Traitement des Hernies & relâchement de matrice & du fondement, par le spécifique démontré.

Ce reméde est une calcination de plantes & de fruits, dont les doses & les combinaisons sont uniques. Ses effets sont si doux qu'il convient aux enfans à la mammelle & aux vieillards.

Il se divise en quatre doses pour quatre âges.

La premiere dose pour les enfans à la mammelle jusqu'à trois ans & demi, est de douze prises.

La seconde dose pour les enfans de trois ans & demi jusqu'à sept ans, est de quinze prises.

La troisième dose pour les enfans de sept jusqu'à quatorze ans, est de dix-huit prises.

Et la quatrième dose de quatorze jusqu'à quatre-vingt ans, est de vingt-cinq prises.

Elle est égale pour les hommes & pour les femmes, & une seule dose guérit radicalement, à moins que l'on ne se mette dans le cas de la répéter, en ne se conformant point à l'ordonnance.

L'usage de ce reméde n'exige aucune préparation, soit par les saignées, soit par les remédes évacuans ; il est seulement essentiel avant de le commencer, de faire rentrer les intestins, ou de réduire la matrice, ayant eu le soin d'ôter auparavant les pessaires.

Ce spécifique ne détruit point l'usage des bandages, mais en empêche la continuité : voici la règle que j'établis.

Les enfans porteront leurs bandages les trois premiers jours de l'usage dudit spécifique ; ce qu'ils continueront pendant six semaines, & les ôteront seulement pendant la nuit.

Les homme & les femmes les porteront seulement pendant trois mois, à commencer du jour du traitement, observant les mêmes précautions que les enfans pendant les premiers jours.

Ce tems est suffisant pour porter les

bandages, & la guériſon en bannit enſuite totalement l'uſage.

Le malade doit indiſpenſablement reſter au lit les trois premiers jours de l'uſage dudit remède, lui permettant ſeulement de ſe lever deux heures chacun de ces jours indiqués ; il eſt même à propos de porter les bandages pendant les trois premieres nuits.

Les jours ſuivans du traitement l'on ſe levera à dix heures du matin, & l'on ſe couchera à ſix heures du ſoir, ôtant le bandage la nuit.

La principale attention pendant l'effet du remède, eſt le repos, & pendant les ſix premiers mois & même la premiere année, il faut éviter les violens exercices, les efforts, les ſauts & la colère ; il ne faut point porter de peſans fardeaux & bannir tous les excès.

Il faut exactement ne rien manger à l'huile, faire gras toute l'année, & ne point uſer de crudités, de ſalures, d'épiceries & de liqueurs.

Il faut obſerver un régime de ſanté, & ſe contenter le plus ſouvent de viandes bouillies & rôties, bûvant ſon vin trempé. L'on permet le vin pur au deſſert.

Ces précautions aſſurent les ſuccès du

ſpécifique, & quelque raiſonnement que l'on puiſſe former ſur ſes moyens d'agir, la guériſon eſt très-certaine.

Si des Cenſeurs mal-inſtruits ou peu fondés le critiquent, je leur demande les effets des aſtringens dans les hemorrhagies du poulmon, &c. Ces remédes paſſent dans le ſang avant de parvenir à ce viſcère qui eſt dans un mouvement continuel; & l'expérience nous apprend qu'ils arrêtent ces hemorrhagies & celles des autres parties, ſans reſſerrer les vaiſſeaux où ils ont paſſé. Il en eſt de même des autres ſpécifiques appropriés.

Méthode pour l'uſage du ſpécifique.

Prenez une priſe de la poudre, démêlez-la dans une cuillerée à bouche de lait tiéde qui ait bouilli & écrémé, donnez cette premiere priſe au malade le ſoir, dans ſon lit, & trois heures après un léger ſouper, il boira par-deſſus quatre cuillerées à bouche de la même liqueur.

Ceux à qui le lait ne convient point, la prendront dans la même quantité de thé à l'eau & tiède.

Le lendemain matin & à jeun, l'on prendra la ſeconde priſe, de la même façon que celle du ſoir, déjeunant deux heures après ſi l'on eſt dans cet uſage.

L'on continuera tous les jours de la même façon, & aux mêmes heures juſqu'à la fin de la doſe.

L'on fera ſes repas aux heures ordinaires, excepté le ſouper qui ſera de bonne heure.

Le remède ſera employé de la même façon pour les relâchemens de matrice & du fondement.

Les enfans à la mammelle prennent le remède dans un peu de bouillie ſoir & matin; le plus long traitement qui eſt celui des hommes & des femmes, eſt de douze jours, & celui des enfans eſt de ſix jours, de ſept jours & demi, & de neuf jours, ſuivant les doſes de chaque âge.

Ce reméde approuvé par la Commiſſion Royale de Médecine, en 1751, a opéré & opère chaque jour les cures les plus ſurprenantes, & il étoit intéreſſant pour le public qu'un Médecin actif, vigilant & uniquement occupé du bien de la ſociété, en devînt le patron & l'adminiſtrateur.

Quoique les certificats ſoient de légers moyens de perſuaſion, je dois en citer quelques-uns au public; je me contenterai de rapporter ceux qui ſuivent.

Madame Pouſſe, femme Letot Duclos, fut guérie le mois de Mai 1757, d'une deſcente de boyaux par le fondement, qu'elle avoit depuis quatre années, par l'uſage du ſpécifique contre les herniès : elle loge rue du Cherche-Midi.

Madame Guénebaut, dite Bérauts, fut guéri en Mai 1757 d'une deſcente de matrice & d'une deſcente de nombril par ledit remède ; elle les avoit depuis quinze années. Elle loge au commencement de la rue de Sève.

M. de Segré, demeurant à la Croix Rouge près les Prémontrés, a été guéri par ledit remède, en Mai 1756, d'une deſcente de l'aîne gauche, qu'il avoit depuis vint-cinq ans.

Madame Gagny, demeurant chez M. Crépin, rue du Four, proche l'Hôtel de Normandie à Paris, a été guérie par ledit ſpécifique, d'une deſcente de matrice avec ulcère, qu'elle avoit depuis quinze années.

La ſœur Sainte Placide, religieuſe au Saint Sacrement à Paris, a été guérie radicalement d'une deſcente avec vomiſſement, &c. en Juin 1755, ayant pris ledit ſpécifique par l'avis de M. Malouin, Médecin de la Reine.

M. Reitter, Valet de Chambre de

M. le Comte de Kaunitz - Ritberg, à Vienne en Autriche, a été guéri d'une descente de plusieurs années par ledit reméde ; étant alors à Paris.

La veuve Noblesse, dite Pannetier, a été guérie d'une descente aux deux aînes avec étranglement, coliques, sueurs froides, &c. par ledit remède qui lui a été administré en Octobre 1762, par le Médecin & le Chirurgien de l'Hôtel-Dieu de Pont-de-Vaux en Bresse, de même qu'un enfant de six ans, ayant une descente dans les bourses depuis 4 années.

Le prix du remède est relatif aux différentes doses & à la portée du public ; la dose des enfans à la mammelle est de douze livres.

Celle de trois ans & demi jusqu'à sept, est de vingt quatre livres.

Celle de sept à quatorze ans, est de trente-six livres.

Et celle de quatorze à quatre-vingt ans, est de quarante-huit livres. Ce prix est fixé pour tout le monde.

Il faut avoir le soin d'affranchir ses lettres.

Je loge petite rue Saint-Roch, quartier Montmartre à Paris.

CHAVY DE MONGERBET, Médecin ordinaire des Bâtimens du Roi.

Nota. Il eſt eſſentiel d'appliquer ſur les Hernies un cataplaſme fait avec la racine fraîche de grande conſoude, pilée dans un mortier, & arroſée de fort peu de vinaigre ; l'on étendra ce marc ſur un linge triplé, & on le ſaupoudrera avec une priſe de la poudre aux Hernies ; on l'aſſujettira avec le bandage, ce que l'on réitérera tous les trois jours, pendant quinzaine.

APPROBATION.

J'Ai lu, par ordre de Monſeigneur le Chancelier, un Manuſcrit qui a pour titre: *Nouvelles Obſervations théoriques & pratiques ſur la Goutte, &c; par M. Chavy de Montgerbet;* je n'y ai rien trouvé qui pût en empêcher l'impreſſion. A Paris, ce 4 Janvier 1763.

MORAND.

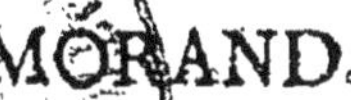